抗原量に基づいて「食べること」を目指す

食物アレルギー児のための食事と治療用レシピ

執筆 伊藤節子
同志社女子大学 生活科学部 食物栄養科学科 教授

診断と治療社

はじめに

　2012年9月に『乳幼児の食物アレルギー』（前著）を上梓してから2年がたちました．

　食物アレルギー児の診療に携わってから30年以上になるのですが，現在，話題になっていることはいずれもその当時から行われていたことばかりですが，今日ほど注目されることはなく，しばしば日本アレルギー学会のシンポジウムなどで食物アレルギーとアトピー性皮膚炎の関係が取り上げられていた程度でした．

　1992年（平成4年）には食物アレルギーとアトピー性皮膚炎に関連した育児不安の実態を調査する目的で，当時の厚生省の要請で小児科医4名（三河春樹先生，飯倉洋治先生，有田昌彦先生と伊藤節子），皮膚科医3名，産婦人科医，日本保育園医協議会，公衆衛生学，行政，管理栄養士各1名からなるアトピー性疾患実態調査委員会（委員長：京都大学名誉教授 三河春樹先生）が立ち上げられ，医師の診察により診断するアトピー性皮膚炎の全国実態調査が行われました．これに先立ち，厚生省心身障害研究「小児期のアレルギー疾患に関する研究」研究班により，本邦初の「アトピー性皮膚炎の診断の手引き」が作成されました．その後まもなく日本皮膚科学会から「アトピー性皮膚炎の定義・診断基準」が発表されましたが，前者が乳児・幼児に焦点を当てている以外はほぼ同じ内容でした．

　前著では，この時代に第一線の病院の小児科部長として診療していたころのデータで，1980年代後半から2000年代前半に小児科関係の医学雑誌や学会誌に発表してきたデータを多く載せました．データは期間を区切ってその間に来院した食物アレルギー児の全データを解析するという手法をとっているので，現代求められているエビデンスとはなりませんが，おそらく食物アレルギー児の診療にあたられる小児科医には思い当たるところが多い現象ばかりと思います．この先，若い先生方にエビデンスとして通用するデータを出していただけることを期待しています．

　この当時から食物の抗原性に関しては農学部の先生方を中心に研究されており，私ども小児科医はそれらのデータを頼りに食事指導をせざるを得ませんでした．ところが固ゆで卵1個（50g）の負荷試験をパスしても卵ボーロ1個でじんま疹や呼吸器症状を起こすという現象に対する答えは得られませんでした．私自身が常に「食べること」を目指した食事指導をしてきたことから，小児科医の手で食品中に含まれるアレルゲンを「食べる」側から評価しなければ臨床には応用できないと考えていました．たまたま現在の大学で臨床栄養学の教員を公募していることを知り，応募して幸いにも採用していただいたのが2000年4月のことで，そこから第2の人生をスタートしたのです．

　前著においても抗原量に基づいて「食べること」を目指していますが，その続編の本書では，加熱調理や副材料との組合せにより低アレルゲン化を行う方法をデータを示しながら，より具体的に書いています．食物の抗原性は食物中の抗原コンポーネントタンパク質ごとに発揮され，原材料として用いた食物のタンパク質量だけからは評価できないことを理解することがまず大切です．

　現在は食物アレルギーに特化した外来を週4コマしています．重症例が多く，「安全性の確保」を第一にしていますので，食品の低アレルゲン化と，単に原材料としてではなく「食べる」側

から見た抗原性の評価の必要性を日常診療の中で感じています．

　市販の加工食品の原材料は予告なしに変更されます．調理法については企業秘密のため情報入手困難です．そのため本書では，家庭で調理することを前提にしています．実際に私の患者さんたちに行っている，安全に抗原量に基づいて「食べること」を目指した食事療法の進め方について記しました．一見大変そうですが，お母様方と知恵を出し合いながら進めています．

　食物アレルギー児の食事作りを容易にするコツとして，卵，牛乳，小麦を含まないレシピはもともと多くあり，決して対応は難しくないこと，四季のある日本に暮らしている私たちは旬の素材を生かした和食を取り入れた食事をすることにより，食物アレルギー対応が容易になるばかりか，バランスのよい食事をとることでアレルギー炎症を抑える健康的な食生活を実現できることを，本書によりお伝えできれば幸いです．

　本書では一人ひとりの食物アレルギー児に対応して安全に「食べること」を目指して行う食事療法を中心に述べています．保育園・学校におけるアレルギー対応食については献立作成時における工夫が大切です．必ず起こるヒューマンエラーのチャンスをなくすための献立作成上の工夫と，園・学校全体で食物アレルギー児を支えるための体制作りがポイントです．

　日本の四季の中で旬の食材を取り入れつつ，耐性の獲得のためのレシピを取り入れて，一人でも多くの食物アレルギーのお子さんが1日も早く安全に「食べること」ができるようになることを祈念しております．

2014年10月

同志社女子大学 生活科学部 食物栄養科学科 教授
伊藤節子

目　次

はじめに　ii
著者紹介　ix

第1章　食物アレルギーの基礎知識　1

A　食物アレルギーが起こるしくみと治るしくみ　2
1　食物アレルギーとは ……………………………………………………………… 2
2　免疫反応を介した食物アレルギーの起こるしくみ ………………………… 3
　　(a)　抗原特異的IgE抗体の産生：アトピー素因があるかどうかがキーポイント ….. 3
　　(b)　IgE依存性反応の起こるしくみ ……………………………………………… 3
　　(c)　症状の起こり方を規定する抗原特異的IgE抗体のレベルと食品中の
　　　　抗原タンパク質量 …………………………………………………………… 4
3　乳幼児の食物アレルギーが治るしくみと治療の必要性 …………………… 7
4　アレルギー性疾患の初発症状として重要な乳児の食物アレルギー ……… 9
　　(a)　乳児期発症の食物アレルギーの関与するアトピー性皮膚炎 ……………… 9
　　(b)　即時型反応・アナフィラキシー …………………………………………… 10
　　(c)　新生児・乳児消化管アレルギー …………………………………………… 10
5　食物がアレルゲンとなるための条件 ………………………………………… 10
　　(a)　日常的に摂取する食物が原因となりやすい ……………………………… 10
　　(b)　食物抗原が感作源となるルートは消化管以外にもあります …………… 11
　　(c)　アレルゲンとなりやすい食物の共通の性質 ……………………………… 12
　　(d)　調理により抗原性が大きく変化する食物とあまり変化しない食物 …… 13
6　食物アレルギーの症状と観察のポイント …………………………………… 15
　　(a)　食物アレルギーのおもな症状 ……………………………………………… 16

B　食物アレルギーの治療管理　20
1　食物アレルギーの治療管理における食事療法の重要性 …………………… 20
2　原因療法としてのアレルゲン除去食の適応と食事療法の基本 …………… 20
3　加工食品を使うときに知っておくべきこと ………………………………… 21
　　(a)　特定原材料のアレルギー表示の見方 ……………………………………… 21
4　乳幼児食物アレルギーのおもな原因食物と食事療法の実際 ……………… 24
　　(a)　鶏　卵 ……………………………………………………………………… 24
　　(b)　牛　乳 ……………………………………………………………………… 25
　　(c)　小　麦 ……………………………………………………………………… 27
　　(d)　大　豆 ……………………………………………………………………… 28
　　(e)　米 …………………………………………………………………………… 29
　　(f)　魚　類 ……………………………………………………………………… 29

（g）甲殻類 ··· 30
　　　（h）肉　類 ··· 30
　　　（i）野菜・果物 ··· 30
　　　（j）そ　ば ··· 30
　　　（k）ピーナッツ ··· 31
　　　（l）木の実 ··· 31

第2章　食物アレルギー児のための食事作りを容易にするコツ　　33

A　特定原材料を使用しないレシピが多いことに気付くことが基本　　34
　1　旬の魚と野菜類を取り入れるとバラエティーに富んだ家庭料理が作れます ········ 34
　2　乳幼児期の食事療法における栄養面への配慮 ·· 35
　　　（a）必要なアレルギー用食品は牛乳アレルギー児用の牛乳アレルゲン除去調製
　　　　　　粉乳だけ ··· 36
　3　家庭料理は卵，牛乳，小麦を使わないレシピの宝庫 ·· 37
　　　（a）主菜（魚料理，肉料理） ··· 37
　　　（b）副菜，汁物，サラダ ··· 37

B　家庭料理における低アレルゲン化と健康への配慮　　39
　1　調理により抗原性が大きく低下する食品とほとんど変わらない食品 ················ 39
　　　（a）加熱調理により抗原性が大きく変わる食品 ··· 39
　　　（b）調理によっても抗原性が卵ほど大きくは変わらない食品，加水分解や
　　　　　　発酵により抗原性が変わる食品 ··· 40
　　　（c）その他の食品の抗原性 ··· 41
　2　食物アレルギー児のための食事への配慮は，生活習慣病の予防にもつながる ···· 42
　　　（a）昆布とかつお節などの出汁で家族も健康に ··· 42
　　　（b）脂質の上手な摂り方 ··· 43

C　卵，牛乳，小麦を含まない食事作り　　45
　1　必要最小限の食品除去をうまく行うコツ＝原材料として用いないレシピ作りの
　　　コツ ··· 45
　2　基本的な出汁の取り方をマスターしましょう ·· 46
　　　（a）和風出汁の取り方 ··· 46
　3　調味料の使い方 ··· 47
　　　（a）離乳食 ··· 48
　　　（b）幼児期以降 ··· 48
　4　よく使う加工食品の選び方 ··· 49
　5　旬の食材を活用しましょう ··· 50
　6　親子の取り分け料理 ·· 52

第3章　離乳食の進め方　55

A　離乳食の進め方の基本　56
1　離乳食の進め方への配慮が望ましい理由 …………………………………… 56
2　食物アレルギーにも配慮した離乳食 …………………………………………… 56
　（a）離乳食を進めるときの注意 ……………………………………………… 56
　（b）調味料の使い方 …………………………………………………………… 58
　（c）離乳食を進めていくときの目標 ………………………………………… 58
　（d）離乳食〜幼児食へ ………………………………………………………… 58
3　食物アレルギーに配慮した離乳食の進め方のポイント ……………………… 59
　（a）米飯を主食にした和食が基本 …………………………………………… 59
　（b）出汁をしっかり取り，調味料は離乳食に飽きてきたときに使用開始 …… 59
　（c）インスタント食品やベビーフードは常用せず，新鮮な食材を用いて
　　　手作りすることが基本 …………………………………………………… 59
　（d）大人の食事からの取り分け料理を活用 ………………………………… 59
　（e）白身だけでなく青背の魚も積極的に与える …………………………… 60
　（f）肉類のアレルギーはまれ ………………………………………………… 60
　（g）大豆製品は魚，肉類を摂取できるようになってから開始する ……… 60
　（h）鶏卵は卵白タンパク質の混入を極力減らした卵黄から開始 ………… 60

B　卵，牛乳，小麦の除去が必要な場合の離乳食の進め方と授乳中の母親の食事　62
1　離乳食は積極的に進めます ……………………………………………………… 62
2　栄養面に配慮した離乳食の進め方 ……………………………………………… 62
　（a）鶏　卵 ……………………………………………………………………… 62
　（b）牛　乳 ……………………………………………………………………… 64
　（c）小　麦 ……………………………………………………………………… 67
3　授乳中の母親の食事 ……………………………………………………………… 68
　（a）乳児期発症の食物アレルギーの関与するアトピー性皮膚炎の場合 …… 69
　（b）即時型反応の場合 ………………………………………………………… 70

第4章　診察室で行っている卵，牛乳，小麦アレルギー児のための食事療法　71

A　抗原量に基づいて食事療法を行うための基礎知識　72
1　食品中の抗原量の減らし方にはいろいろな方法があります ………………… 72
　（a）原材料として用いない …………………………………………………… 72
　（b）原材料として用いる量を減らす ………………………………………… 73
2　調理により抗原性が大きく変わる食品があることをよく理解しましょう …… 74
　（a）加熱調理による抗原性の変化の法則 …………………………………… 74
　（b）副材料の影響 ……………………………………………………………… 79

(c) 加水分解による低アレルゲン化 ……………………………………………………… 81
B 「食べること」を目指して安全に行う食物経口負荷試験と食事療法の実際　　82
　1 原因食物の確定のための食物経口負荷試験を安全に行う方法 ………………………… 82
　　(a) 食物アレルギーの関与するアトピー性皮膚炎における除去試験に引き続き
　　　　行う確定診断としての経母乳負荷試験 ………………………………………………… 83
　　(b) 即時型反応が主症状である場合の原因抗原の診断における負荷試験 …………… 84
　　(c) 抗原特異的 IgE 抗体陽性を根拠に除去中の食品の負荷試験 …………………………… 85
　2 「安全に食べる」ことができる量を決定して行う食事療法 ……………………………… 85
　　(a) 耐性獲得の診断のための負荷試験とその結果の治療への応用 ……………………… 86
　　(b) 摂取可能量の確認のための負荷試験とその結果の治療への応用 ……………………… 87
　3 負荷試験結果を食事指導に活かすための負荷食品の選び方 …………………………… 88
C 「安全に食べる」ことを目指した抗原量に基づく食事療法の進め方　　92
≪卵≫
　1 卵の抗原量に基づいて「安全に食べる」ことを目指した食事療法の進め方 ………… 93
　　(a) 食品中の卵白アルブミン（OVA）とオボムコイド（OM）の「食べる」側から
　　　　見た抗原性の評価の原則 ……………………………………………………………… 93
　　(b) 抗原性に基づいて安全に卵タンパク質摂取量を増やしていく漸増法の実際 …… 94
　2 耐性の獲得を目指した卵の抗原量漸増法 …………………………………………………… 95
　　(a) まずⅠ群で OM の耐性の獲得をはかります ……………………………………… 95
　　(b) 第 2 段階としてⅡ群の食品を用いて OVA の耐性をはかります ………………… 99
≪牛乳≫
　1 牛乳の抗原量に基づいて「安全に食べる」ことを目指した食事療法の進め方 …… 101
　　(a) 食品中の β-ラクトグロブリンとカゼインの「食べる」側から見た抗原性 … 101
　　(b) 抗原性に基づいて安全に牛乳タンパク質摂取量を増やしていく漸増法の
　　　　実際 ………………………………………………………………………………………… 102
≪小麦≫
　1 小麦の抗原量に基づいて「安全に食べる」ことを目指した食事療法の進め方 …… 106
　　(a) グリアジン定量結果から明らかになった小麦タンパク質の抗原性 ………………… 106
　　(b) 抗原量に基づいて安全に小麦タンパク質摂取量を増やしていく漸増法の
　　　　実際 ………………………………………………………………………………………… 107

第5章　卵，牛乳，小麦アレルギー児のための「食べること」を目指した食事の実際と治療用レシピ　　111

A 「食べること」を目指した食事療法の実際と治療用レシピ　　112
　1 卵，牛乳，小麦アレルギー児における卵抗原漸増法とレシピ ……………………… 116
　　(a) つなぎの卵の漸増法：OM の耐性獲得を図る …………………………………… 117
　　(b) 衣の卵の漸増法 ……………………………………………………………………… 120
　2 牛乳アレルギー児における牛乳抗原漸増法 ……………………………………………… 121

3　小麦アレルギー児における小麦の漸増法 ……………………………… 125
B　園・学校給食における安全性の確保のための献立作成　128
　1　園・学校の給食におけるアレルギー対応食の考え方 ………………………… 128
　2　給食献立作成時に配慮すること ………………………………………………… 130
　　（a）ヒューマンエラーが起こることを前提とした献立作成 ……………………… 130
　　（b）卵，牛乳，小麦への対応を基本とします ……………………………………… 130
　　（c）代替食は見た目にもわかるようにします ……………………………………… 130
　　（d）つなぎや衣に少量使用する卵や小麦は使用しないか他の粉類を用います …… 131
　　（e）給食で摂取しなくてもよい食材もあります …………………………………… 131
　　（f）1日の給食では普通食とアレルギー対応食それぞれ1種類とします ………… 132
　3　調理時の注意 …………………………………………………………………… 132
　　（a）原材料の確認 ……………………………………………………………………… 132
　　（b）調理施設・器具 …………………………………………………………………… 132
　　（c）アレルギー対応食を区別するための工夫と，園・学校の実情に応じた
　　　　取り組み ………………………………………………………………………… 133

索　引　134

著者紹介

伊藤節子（いとうせつこ）

- ●略歴
    - 1975年　京都大学医学部卒業
    　　　　　天理よろづ相談所病院，京都大学医学部附属病院，関西電力病院を経て，
    - 1978年　京都大学大学院医学研究科入学
    - 1980年　京都大学医学部小児科助手
    - 1985年　医仁会武田総合病院小児科部長
    - 1997年　康生会武田病院小児アレルギー部長
    - 2000年　同志社女子大学生活科学部食物栄養科学科教授
    - 2001年　同志社女子大学大学院生活科学研究科教授

- ●資格
    - 医学博士
    - 日本小児科学会専門医
    - 日本アレルギー学会専門医（小児科）・指導医（小児科）

- ●学会活動（2014年9月現在）
    - 日本小児アレルギー学会：理事，評議員
    　　　　　　　　　　　　編集委員，食物アレルギー委員，規約委員
    - 日本アレルギー学会：代議員
    - 日本病態栄養学会：学術評議員
    - 日本臨床栄養学会：食物アレルギー部会委員，小児栄養部会委員
    - 日本小児科学会：栄養委員会委員

- ●作成にかかわったガイドラインなど
    - 食物アレルギーによるアナフィラキシー学校対応マニュアル 小・中学校編（日本小児アレルギー学会食物アレルギー委員会）
    - 食物アレルギー診療ガイドライン2005，2012（日本小児アレルギー学会 食物アレルギー委員会）
    - 食物アレルギー経口負荷試験ガイドライン2009（日本小児アレルギー学会 食物アレルギー委員会）
    - 食物アレルギー診療の手引き2005，2008，2011（厚生労働科学研究班）
    - 食物アレルギー栄養指導の手引き2008，2011（厚生労働科学研究班）
    - ぜん息予防のための よくわかる食物アレルギーの基礎知識（環境再生保全機構）
    - ぜん息予防のための よくわかる食物アレルギーの基礎知識2012年改訂版（環境再生保全機構）
    - ぜん息予防のための よくわかる食物アレルギー対応ガイドブック2014（環境再生保全機構）

- ●著書
    - 抗原量に基づいて「食べること」を目指す　乳幼児の食物アレルギー（診断と治療社，2012）
    - 親と子の食物アレルギー　講談社現代新書（講談社，2012）

- ●研究テーマ
    - 食物アレルギーの正しい抗原診断に基づく必要最小限の食品除去と抗原量に基づく「食べること」を目指した食事指導のあり方の提案と実証

第1章

食物アレルギーの基礎知識

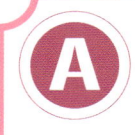 食物アレルギーが起こるしくみと治るしくみ

Point
- 食物アレルギーが起こるしくみと食物がアレルゲンとなるための条件を理解しましょう
- 食物アレルギーによる症状の重篤さは抗原特異的 IgE 抗体のレベルと吸収された抗原量により，規定されます
- 食物アレルギーで起こる症状の観察ポイントと治療開始のタイミングを確認しましょう
- 乳幼児の食物アレルギーが治るしくみと早期の治療開始の必要性を理解しましょう

1 食物アレルギーとは

　食物アレルギーとは，「食物によって引き起こされる抗原特異的な免疫学的機序（しくみ）を介して生体にとって不利益な症状が惹起される現象」と定義されています（食物アレルギー診療ガイドライン 2012，協和企画）．

　この新しい定義では，皮膚や粘膜に触ったり吸入や注射により起こる症状も食物アレルギーということになりますが，実際に最も問題になるのは食物を経口摂取して起こる症状です．

食物アレルギーと間違えやすい反応

　食物により引き起こされる生体に不利益な反応が，すべて食物アレルギーであるとは限りません．この生体に不利益な反応のなかには，食物アレルギー以外に，一定量以上を食べたときには誰にでも起こりうる反応と，特定の体質をもった人にのみ起こる反応とがあります（表1-1）．

誰にでも起こりうる生体にとって不利益な反応

　フグやキノコの毒のような毒性物質による反応や，食中毒（病原性大腸菌 O-157 など）などは誰にでも起こりえます．古くなったサバに大量にできたヒスタミンによるじんま疹や腹痛は，ヒスタミン中毒による症状ですが，アレルギー検査ができなかった昔は，よくサバのアレルギーと間違われていました．今では，このような症状があっても，サバ特異的 IgE 抗体が証明されたときにのみ，サバアレルギーと診断します．

特定の体質をもった人に起こるが，免疫反応の関係しないもの

　特定の体質をもった人に起こりますが，免疫反応が関与しない生体にとって不利益な反応として，「食物不耐症」があります．その代表が，乳糖を分解できないために乳製品を摂取すると下痢や腹痛を起こす，乳糖不耐症です．牛乳アレルギーと紛らわしい症状で，日本人によくみられます．これは特定の人に起こりますが，免疫学的な反応は関与していませんので，食物アレルギーではありません．

表1-1　食物アレルギーの定義と鑑別すべき反応

食物アレルギーの定義
食物によって引き起こされる抗原特異的な免疫学的機序を介して生体にとって不利益な症状が惹起される現象
食物による生体に不利益な反応における食物アレルギーの位置付け

- 毒性物質による反応 ──────── 細菌毒素, 自然毒, ヒスタミン中毒など
  （誰にでも起こりうる反応）　　　　（toxic reaction）
- 非毒性物質による反応 ┬── 食物アレルギー（免疫学的機序を介する現象）
  （特定の人に起こる反応）│　　（food allergy）
  　　　　　　　　　　　└── 食物不耐症（免疫学的機序を介さない現象）
  　　　　　　　　　　　　　　（food intolerance）

2　免疫反応を介した食物アレルギーの起こるしくみ

　食物アレルギーを起こす免疫反応を介したしくみには, 原因抗原（＝アレルゲン）特異的IgE抗体が関与するIgE依存性反応と, 抗原特異的IgE抗体が関与しない非IgE依存性反応があります. ほとんどの食物アレルギーにはIgE依存性反応が関与しています. IgE依存性反応が起こるためには, まず抗原特異的IgE抗体が産生される必要があります.

(a) 抗原特異的IgE抗体の産生：アトピー素因があるかどうかがキーポイント

　食物抗原特異的IgE抗体は誰にでも産生されるものではなく, アトピー素因の強い人に多く産生されます. アトピー素因とは,「外来からの抗原に対して抗原特異的IgE抗体を産生しやすい遺伝的な素因」と定義されます. 本来であれば栄養成分として体内に取り入れて利用できるはずの食物に対しても, このアトピー素因をもった人がIgE産生に適した量の食物タンパク質（例えば母乳中に分泌される微量の卵や牛乳タンパク質成分など）を繰り返し摂ると, 抗原特異的IgE抗体を産生するようになります. これを,「感作が成立した」といいます. この抗原特異的IgE抗体は, 胎内で母親から胎児へ移行することはなく, 自分で作ります. ほとんどは出生後に作り始めると考えられています. ある程度の量が作られるようになると, 血中の抗原特異的IgE抗体として検出できるようになります.

(b) IgE依存性反応の起こるしくみ
①アレルギー反応を起こす準備の完了：特異的IgE抗体の産生（＝感作の成立）

　摂取された食物中の抗原タンパク質に特異的なIgE抗体が産生され, それが体内の組織に存在するマスト細胞や血中の好塩基球のIgEレセプター上に結合すると, アレルギー反応を起こす準備が完了します.

②食物抗原への再曝露

再びその抗原タンパク質を含む母乳や食品を摂り，そのタンパク質が抗原性をもったまま吸収されると，マスト細胞や好塩基球の隣り合ったIgEレセプター上の抗原特異的IgE抗体を橋渡しするようにIgE抗体に結合します．

③マスト細胞，好塩基球の活性化による即時型反応

抗原であるタンパク質により，隣り合ったIgEレセプターが引き寄せられ（図1-6(a)参照，p.13），マスト細胞や好塩基球が活性化され，細胞内の顆粒中のヒスタミンが遊離されて，かゆみや発赤，じんま疹，喉頭浮腫，呼吸器症状や循環不全などを起こします．ヒスタミンはあらかじめマスト細胞や好塩基球の顆粒内に蓄えられているので，この反応はすぐに起こり，即時型反応と呼ばれています．さらに，気管支を収縮させるロイコトリエンなどが産生・遊離されると，喘息様症状が引き起こされます．

④IgE依存性の遅発型反応

サイトカインの産生と放出が起こり，好酸球を主体とする遅発型のアレルギー炎症を起こし，湿疹となります．この遅発型反応は皮膚テストでも確認できます．

皮膚テストで確認できるIgE依存性反応：早期診断への活用

症状が出始める生後2～3か月のときに，原因として考えられる食品の抽出液（スクラッチテスト液として販売されています）で皮膚テストを行うと，15分以内にテスト部位に発赤を伴った膨疹ができることがあります．テスト部位の皮膚のマスト細胞上のIgEレセプターに抗原特異的IgE抗体がすでに結合しており（＝感作），傷ついた皮膚から浸入した抽出液中の抗原タンパク質により即時型反応が起こり，ヒスタミンが遊離されて発赤を伴った膨疹ができるのです．この時期には，血中の抗原特異的IgE抗体はまだ検出感度以下のことがよくあります．さらに早い時期に検査をした場合には，即時型反応も陰性で，6～8時間後に赤く腫れる遅発型反応が認められることがあります（『乳幼児の食物アレルギー』第2章 表2-2参照）．

このように皮膚テストは，血中の抗原特異的IgE抗体が検出感度以下の微量の時期でも陽性になり感作を証明できるため，早期診断に役立ちます．皮膚テストが陽性になると1～2か月以内に血中の抗原特異的IgE抗体が陽性となります．

(c) 症状の起こり方を規定する抗原特異的IgE抗体のレベルと食品中の抗原タンパク質量

IgE依存性反応の代表的疾患である乳児期発症の食物アレルギーの関与するアトピー性皮膚炎の場合と，即時型反応では症状の重篤さが大きく異なりますが，実は，症状の重篤さは遊離される化学伝達物質の量，特にヒスタミンの量により決まるのです．

抗原特異的IgE抗体が少ない場合や食品中の抗原タンパク質量が少ない場合には，IgE依存性のアレルギー反応が起こっても，遊離されるヒスタミンなどの化学伝達物質の量が少なく，症状が軽かったり，一部の臓器にだけ症状がみられます．症状の重篤さは，アレルギー反応の結果遊離される化学伝達物質により規定されます．

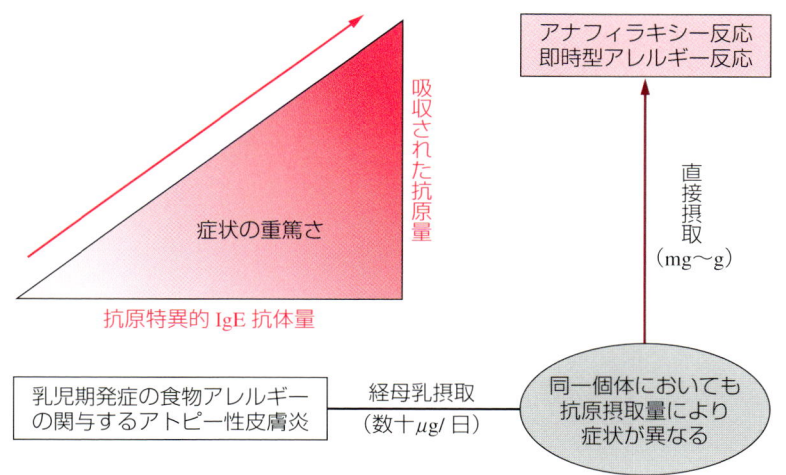

図 1-1 IgE 依存性反応における症状発現を規定する抗原量と抗体量

　同じものを食べても症状が出る人と症状が出ない人があるだけではなく，症状が出る人のなかでも，その時々により出る症状の種類と重篤さが異なっています（図 1-1）．

①遊離される化学伝達物質の量を決める第一の要因として生体側の要因であるアレルゲン特異的 IgE 抗体量をあげることができます

　まず，人により反応が違うのは，その食物抗原に対する特異的 IgE 抗体をもっているかどうか，さらにその抗原特異的 IgE 抗体の量に関係しています．

②体内に吸収される抗原量により症状は大きく異なります

　症状が出る人でも，その時々により出る症状の種類と重篤さが異なっているのには，理由があります．

母乳中の微量の食物抗原ではアトピー性皮膚炎として発症することが大半です

　母乳中の抗原のように摂取される量が微量の場合には，かゆみ，発赤などのごく軽い即時型反応と，引き続いて起こる遅発型反応によるアレルギー炎症が起こります．これが乳児期発症の食物アレルギーの関与するアトピー性皮膚炎です．いずれも IgE 依存性の反応です．

粉ミルクあるいは離乳食として摂取した食品により即時型反応を起こすことがあります

　乳児期発症の食物アレルギーの関与するアトピー性皮膚炎の乳児が，離乳食として原因となる抗原を含む食品を直接摂取すると，即時型反応を起こすことがあります．
　牛乳に感作されている（＝牛乳特異的 IgE 抗体が陽性）母乳栄養児が初めて粉ミルクを飲んだときや，卵により感作されている場合に離乳食として茶碗蒸しの上澄みを口にしたときに，全身性のじんま疹や嘔吐，咳や呼吸困難を起こして救急受診をするのが典型例です．

症状の起こり方の違いは摂取抗原量の違いにより生じます

　母乳中の抗原量は 1 mL 中に数十 ng 程度の微量であり，母乳を 1 日に 1 L 飲むと仮定しても，

1日の抗原摂取量は数十μgです．離乳食としてg単位の量の抗原を摂ると，母乳中の抗原量の10万～100万倍以上を一気に摂ることになり，症状も桁違いに重篤になります．

低年齢児ほど症状が出やすい傾向があります

　理論的には同じレベルの抗体をもっている人たちが同じ食品を同じ量だけ食べたときには，年齢が小さいほど症状が出やすいことになります．低年齢児ほど消化機能が不十分で（摂取された食物が抗原性を残したまま小腸に到達），腸管における選択排除の力が弱く（分泌型IgA系が未熟），抗原が腸管を通過しやすい（腸粘膜のバリア機構が弱い）ことから，年齢による症状の出やすさの差が生じると考えられています．これが逆に，成長とともに症状を起こさずに食べることができるようになっていく傾向がみられる理由です．

体調により症状の出方が異なるのも抗原の吸収量が関係しています

　さらに複雑であるのは，同じ人が同じものを食べても体調により症状の出方が異なっていることです．よく経験されることですが，いったん，症状を起こさずに食べることができるようになった食品でも，風邪を引いたときに食べると症状が出てくることがあります．これは，風

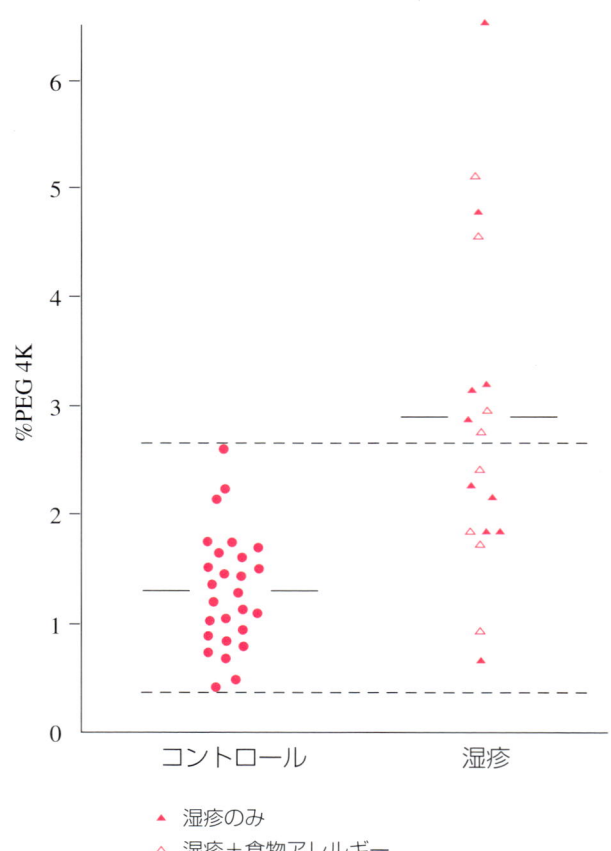

図1-2　湿疹のある患者における腸管の非特異的吸収の増加

〔Jackson PG, Lessof MH, Baker RW, et al．：Intestinal permeability in patients with eczema and food allergy. Lancet 1981；**1**：1285-1286〕

邪を引いたときには腸管の非特異的な透過性が高まるために，吸収される抗原量が増えるためです．食物アレルギーの有無にかかわらず体に湿疹が出ているときには，湿疹のないときに比べて，腸管から大きな分子量のものがたくさん吸収されることが，1981年に報告されています（図 1-2）[1]．

また，いったんは症状を起こさないで食べることができるようになった食品でも，食べてからすぐに走り回ったり，自転車で全力疾走したときなどに，以前に起こっていたのと同じように，じんま疹や呼吸器症状が出たということをよく経験します．原因となる食物としては，卵，牛乳，小麦のいずれの場合もありました．もともとは食べてからじっとしていても症状が出ていました．その点で食物依存性運動誘発アナフィラキシーとは異なっていますが，おそらく起こるしくみは同じです．食直後の運動により，食品中の抗原タンパク質が未消化～消化不十分のまま吸収されて，アレルギー症状が起こったものと考えられます．

3 乳幼児の食物アレルギーが治るしくみと治療の必要性

食物アレルギーは，成長につれてよくなることが多いことを知っておきましょう

食物アレルギーは乳児期に最もよくみられますが，成長するにつれて治ったり，同じものを食べても症状を起こしにくくなります．これがとても大切なことなのです．成長につれて，食品中のタンパク質をアレルギーを起こさなくなるほど小さな分子量にまで消化する能力がそなわってくること，腸管の局所免疫能が整ってくることに関係があります．乳児期にはアトピー性皮膚炎の悪化やじんま疹など即時型反応の原因となっていた食物も，年齢が進むにつれて食べても症状を起こさないようになってくることが多いのです．乳児期に卵などの食品除去がアトピー性皮膚炎の軽快や即時型反応出現の予防に有効であった場合にも，いつまでも食品除去が必要なわけではないことを知っておきましょう．

成長に伴い成熟する機能が，治る（耐性を獲得する）ことに大きな役割を果たします

大きくなると，食物アレルギーが治るメカニズムには，消化能力と腸管のバリア機構の成熟に加えて，分泌型 IgA の関与する抗原特異的な免疫学的機構の発達が関与します．タンパク質の分解が不十分で抗原性をもったまま小腸に達した場合でも，抗原特異的な分泌型 IgA によって凝集され，吸収されずに排泄されることが期待できます．IgA は出生後に作られ始める免疫グロブリンで，成人では血中に 150 mg/dL 程度存在します．乳児期には抗体のレベルが 20 mg/dL 以下のことも多く，分泌型 IgA の産生も十分ではないことが推測されます．このことも乳児期に食物アレルギーが起こりやすいこと，成長に伴い治っていく場合が多いことの理由と考えられています．2歳を過ぎて血中の IgA が 60 mg/dL を超えてきた頃には，抗原特異的 IgE 抗体が陽性であっても，食べても症状を起こさなくなってきます．

消化機能が発達してきてタンパク質の消化も十分に行われ，食べた食品中のタンパク質が小さなペプチドやアミノ酸にまで分解されるようになると栄養素として働きます．アミノ酸にまで分解されると，小さくなりすぎて抗原として認識されずに特異的 IgE 抗体に結合しないか，結合してもマスト細胞や好塩基球の隣り合った IgE レセプター上の抗原特異的 IgE を架橋することができないために（図 1-6（b）参照，p.13）細胞を活性化することができず，IgE 依存性の

アレルギー反応を起こすことはありません．消化が不十分で大きめのペプチドのまま小腸まで達した場合でも，抗原特異的分泌型IgAによる特異的反応により凝集されて吸収されることなく排出されます．こうして，たとえ，血中の抗原特異的IgE抗体がまだ陽性であっても（＝感作されていても），経口摂取によっては症状が起こらなくなるのです．この時点でも，その食物を触った手で眼をこすると，眼球結膜（いわゆる白眼）が浮腫のためゼリー状になったり，眼瞼結膜の浮腫により眼が開かないほど腫れて救急受診することがよくありますので注意が必要です．

食物アレルギーの治療として原因食品の必要最小限の除去を行う理由

　原因となる食物を食べ続けると，症状が続くだけでなく，腸管局所におけるアレルギー反応のため腸管の透過性が高くなり，一緒に食べた食物までも抗原性をもつような大きな分子量のまま吸収されるようになり，新たな食物アレルギーが起こりやすくなります．Kilshawらはあらかじめ大豆により感作しておいた仔牛にβ-ラクトグロブリンを与えたときの血清中のβ-ラクトグロブリン濃度を測定しました．その濃度が，β-ラクトグロブリンを単独で与えたときよりも大豆粉と一緒に与えたときのほうが約100倍高く，大豆アレルギーによるアレルギー

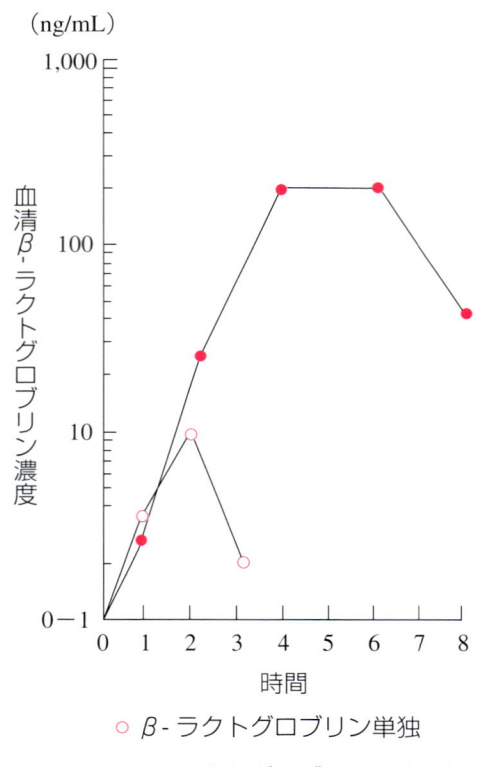

図1-3　食物アレルギー存在下におけるタンパク質の非特異的吸収の増加

〔Kilshaw PJ, Slade H.：Passage of ingested protein into the blood during gastrointestinal hypersensitivity reactions： experiments in the preruminant calf. *Clin Exp Immunol* 1980；**41**：575-582〕

反応が起こる状況下では，大豆とは無関係のβ-ラクトグロブリンの吸収がよくなることを示しています(図1-3)[2]．つまり，1つの食物アレルギーがあり，その食物の摂取回避がなされないと他の食物タンパク質の異常吸収が起こり，新たな食物アレルギーが起こる原因となる可能性を示しています．このことは動物実験では証明されていますが，おそらくヒトにも当てはまると考えてよいでしょう．

その逆に，原因食品を除去すると症状がよくなるばかりか，腸管の粘膜も修復されるため，新たな食物アレルギーが起こりにくくなります．そして，成長に伴って耐性を獲得し，その食物を食べても症状が出なくなり，治るのです．

食品除去をするときのポイントは必要最小限にするということです．このことは，栄養面の配慮という観点だけでなく，過敏性を増強させないようにするためにも，またQOLの向上のためにも極めて重要なことです．

治るチャンスを見逃さないことが大切：いつまでも除去食が必要なわけではなく，食品除去の目的は「食べること」です

何種類もの食物を長期間にわたり必要以上に厳格に除去していると，かえって敏感になり，わずかに混入したアレルゲンを摂取しても症状を起こすようになります．実際に，何年も厳格な除去を続けていると小学校入学頃には，非常に過敏な状態に陥っていることがあります．これは大変危険なことです．集団生活においては給食における誤配・誤食の場合に重篤な症状を起こす可能性があります．

食物アレルギーは成長に伴い治ることが多いので，治るチャンスを逃さないことが大切です．食べることができるようになるまで定期的に医師の指導を受けましょう．

4 アレルギー性疾患の初発症状として重要な乳児の食物アレルギー

(a) 乳児期発症の食物アレルギーの関与するアトピー性皮膚炎

乳児期発症の食物アレルギーの関与するアトピー性皮膚炎はしばしば乳児湿疹といわれ，正しい診断が遅れています

乳児期発症の食物アレルギーの関与するアトピー性皮膚炎は，「乳児湿疹」と診断されていることがよくあります．乳児湿疹といわれると母親はなぜか納得されるようですが，湿疹には必ず原因があります．アレルギー性のものとは限りませんが，服の着せ過ぎやローションなどによるかぶれもあります．

適切なスキンケアと軟膏治療を行っても再発を繰り返す乳児アトピー性皮膚炎のなかには，食物アレルギーが原因となっていることがあります．

食物アレルギーの側からみると，食物アレルギーによる症状で最も多いのは，乳児期に発症する食物アレルギーの関与するアトピー性皮膚炎です．通常のスキンケアや軟膏塗布などの標準的な治療によって，いったん治ってもまた症状をぶり返す場合には，アレルギー専門の小児科医による診断を受けましょう．

(b) 即時型反応・アナフィラキシー
即時型反応により発症する場合

　離乳食として茶碗蒸しの上澄みを与えたときや，母乳栄養児が初めて乳児用調製粉乳（粉ミルク）を飲んだときなどに全身の発赤やじんま疹，顔面の腫脹，嘔吐，咳などが出現して救急外来を受診される乳児をよく経験します．即時型反応〜アナフィラキシーです．もっと軽い症状の場合には，口の周りが赤くなる程度やじんま疹が2〜3個出る程度のこともあります．このように即時型の症状が出たときに，初めて食物アレルギーがあることに気付くことがあります．

即時型反応により発症する場合でもほとんどの乳児に軟膏では治らなかった湿疹があります

　このような乳児には湿疹があるか，過去に湿疹を繰り返していた場合が大半です．即時型の反応を回避するために原因となる食品の摂取を避けると，それまで繰り返し出現し，そのたびに軟膏で治療をしていた皮膚症状が消失してしまうということから，皮膚症状の原因であったことに気付くこともよく経験します．

乳児の食物アレルギーの原因の第1位は卵，続いて牛乳，小麦です

　乳児の場合には主訴がアトピー性皮膚炎（図1-4）[3,4]であっても即時型反応であっても，最も頻度の高い原因食物は卵であり，牛乳，小麦がそれに続きます．図1-5に乳幼児あわせたデータですが，保育所・保育園の給食における除去食品を示します．

　この時期には母乳中の食物抗原による感作が起こりやすいので，特異的IgE抗体が陽性でも必ずしもアレルギーの原因とはなっていないことをよく理解しましょう．

(c) 新生児・乳児消化管アレルギー

　この疾患は主として新生児期に嘔吐，血便，下痢，腹部膨満などの消化器症状で発症します．乳児用調製粉乳による牛乳アレルギーであることが多いのですが，母乳中に分泌される食物抗原によることもあります．抗原特異的IgE抗体が検出されないことも多く，非IgE依存性反応が主体と考えられています．牛乳タンパク質が原因である場合には，アミノ酸乳や高度加水分解乳などの牛乳アレルゲン除去調製粉乳を使用します．新生児期発症の場合には，離乳食開始までの牛乳アレルゲン除去調製粉乳のみによる栄養補給の期間が長いため，ビオチン欠乏やカルニチンの欠乏に注意する必要があります．

　その後の経過を追うと，牛乳特異的IgE抗体陽性のIgE依存性の牛乳アレルギーとなり，実際に即時型反応を起こすことも少なくありません．このような症例を筆者は2例経験しています．2例とも牛乳特異的IgE抗体は100U$_A$/mLを超えていました．

5　食物がアレルゲンとなるための条件

(a) 日常的に摂取する食物が原因となりやすい

　食物アレルギーの原因となる食物は特殊なものではなく，日常の食事に含まれるものが原因となりやすく，乳幼児では卵，牛乳，小麦といった毎日摂取するものが原因食物の大半を占めます．

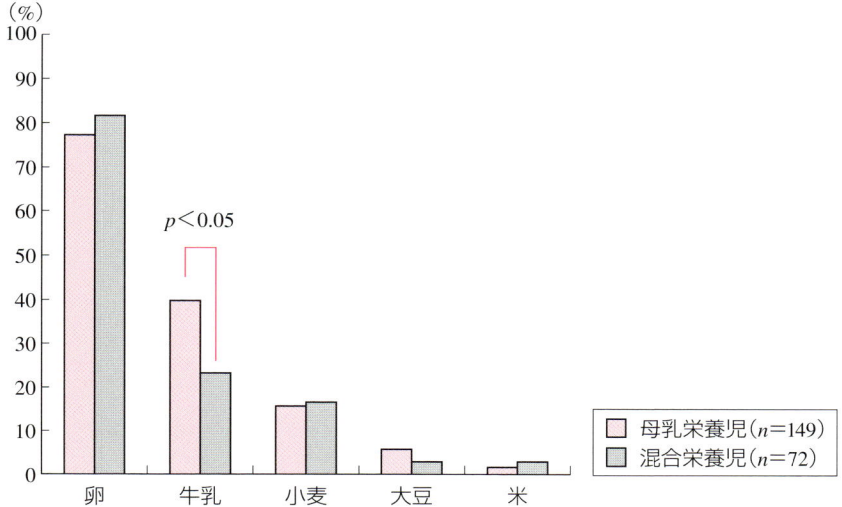

図 1-4 離乳前の乳児 221 例における食物抗原による感作率

〔伊藤節子：母乳への食物アレルゲンの移行. アレルギー科 2002；**14**：298-303, 伊藤節子：乳児期発症の食物アレルギーの関与するアトピー性皮膚炎. 日小ア誌 2007；**21**：649-656 より引用〕

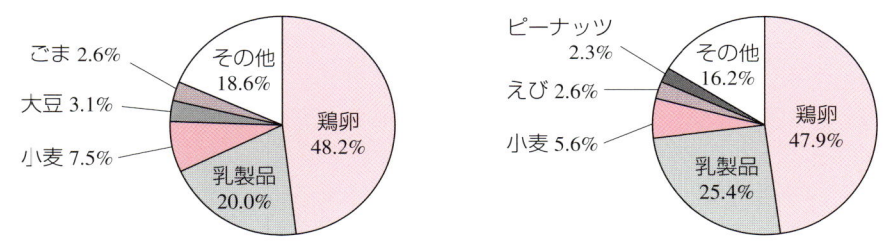

図 1-5 保育所・保育園給食における除去食品（2009 年）

(b) 食物抗原が感作源となるルートは消化管以外にもあります

①注射から

　一時，ゼラチンアレルギーが話題になったときがありました．予防接種時の副作用としてアレルギー反応が起こったり，グミキャンディなどのゼラチンを含む食品による食物アレルギーとして症状が出ました．いずれの場合もゼラチン特異的 IgE 抗体を作る原因物質は，3 種混合ワクチン内に安定剤として含まれるゼラチンでした．そのため，3 種混合ワクチンにゼラチンが使われなくなってからは，全くといってよいほどゼラチンによる食物アレルギーがみられなくなりました．

②皮膚から

　もう1つの重要な食物抗原による感作ルートは，皮膚です．皮膚にはバリア機能があるのですが，それが破綻している場合，特に重症のアトピー性皮膚炎の乳児では，家のゴミの中に含まれる微量の食物抗原によっても感作されます．兄や姉の食べこぼしが混じったゴミなども原因となると考えられており，実際にゴミの中から食物抗原が検出されたという報告もあります．

　母児ともにピーナッツを摂取していないのに，ピーナッツに対する特異的IgEが測定限界を超えるほど高かった1歳児を2人経験しています．家族では父親だけがピーナッツバターを毎日食べており，父親の手を介して皮膚から抗原が入ったものと考えられました．ピーナッツアレルギーになる割合は，家族のピーナッツの摂取量と関係していたという報告もあります．アトピー性皮膚炎自体を，適切な治療により治すことも食物アレルギーの予防に大切です．

　最近話題になった"茶のしずく石鹸"も経皮感作から起こった小麦アレルギーの例です．

③気道から

　小麦粉のように空中に舞う小麦粉を吸入して感作され，小麦粉を吸入して呼吸器症状を起こすことはBaker's Asthmaとして知られています．経気道的に感作された後，小麦粉を摂取して呼吸器症状，皮膚・粘膜症状，消化器症状，全身症状を起こす場合もあります．

④その他

　食物と共通成分をもつ花粉やラテックスにより感作され，食物摂取により症状を起こすことがあります．

　最近増えているタイプとして花粉により感作され，花粉と抗原性が類似した成分を含む野菜や果物を食べると口腔内のかゆみや違和感を覚える場合があります．口腔アレルギー症候群と呼ばれています．多くの場合には生の野菜や果物で症状が起こり，症状が口腔内違和感のみで加熱したものでは症状が起こりませんが，モモなどの一部のフルーツでは生の果物だけではなく缶詰などの加熱処理を受けた果物でもアナフィラキシーを起こす症例を経験しています．個別にきちんと診断する必要があります．

　ラテックス・フルーツ症候群は，ゴム手袋に含まれるラテックスで感作され，抗原性が類似した成分を含むアボカド，キウイフルーツ，バナナ，栗などを摂取したときに口腔内の違和感や全身症状を起こす疾患です．

(c) アレルゲンとなりやすい食物の共通の性質

　食物中の抗原タンパク質がアレルゲン（＝原因抗原）となるためには，調理による加熱や摂取後の胃酸による変性，消化酵素による分解の影響を受けにくく，免疫反応を起こすのに十分な抗原性を保ったまま吸収されることが必要です．

> ① 一部にタンパク質を含むこと
> ② 分子量が1万〜7万であること
> ③ 加熱や酸による変性を受けにくいこと

食物がアレルゲンとして働くためには，消化・吸収もマスト細胞や好塩基球上の隣り合ったIgEレセプター上のIgE抗体を架橋できる大きさ（分子量1万以上）であることが必要です（図1-6(a)）．

　食物は胃・十二指腸・小腸を通過する間に消化を受けペプチドとなったものが，小腸の粘膜の酵素によりアミノ酸にまで分解されて，そのまま吸収されたものが栄養分として利用されます．アミノ酸まで分解されたものは分子量が小さすぎて，隣り合ったIgE抗体を架橋してIgEレセプターを引き寄せることができませんので（図1-6(b)），化学伝達物質の遊離には至らずアレルギー症状を起こす原因とはなりません．

　あまり大きな分子は粘膜を通過できないため，分子量が7万以下であることが必要です．

　食物アレルギーの原因として多い卵，牛乳の主要アレルゲンの分子量や性質を調べると，この原則に当てはまります．卵と牛乳のおもなアレルゲンとその分子量を表1-2に示します．

(d) 調理により抗原性が大きく変化する食物とあまり変化しない食物
①調理による抗原性の変化
卵は加熱により抗原性が低下しますが，卵白アルブミンとオボムコイドでは抗原性の低下の仕

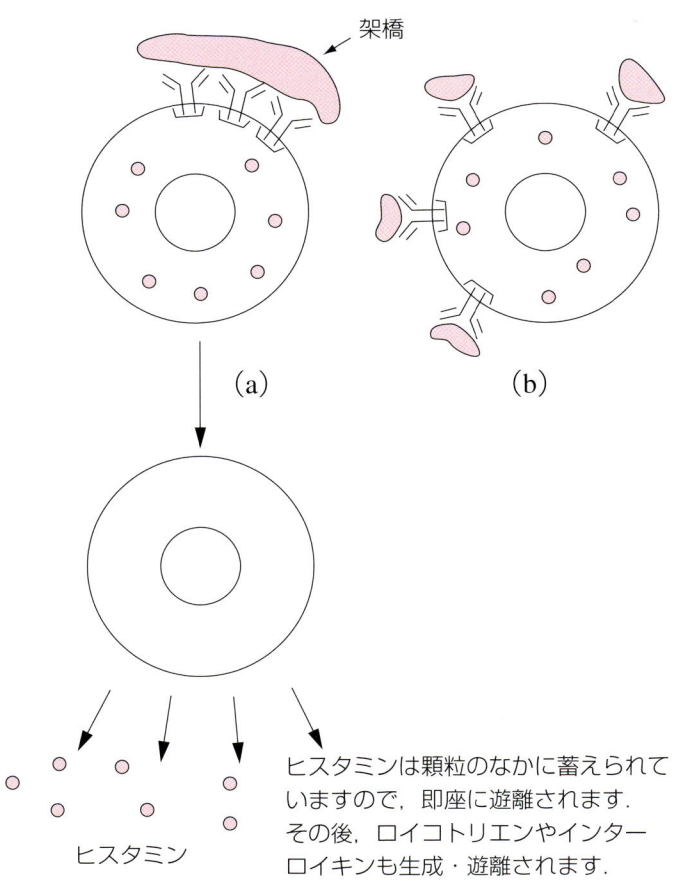

図1-6　マスト細胞からのヒスタミンの遊離

表1-2 卵と牛乳の主要アレルゲンとその分子量

食品	主要アレルゲン	分子量
卵	卵白アルブミン	28,000
	オボムコイド	45,000
	リゾチーム	14,500
牛乳	αs1-カゼイン	23,600
	αs2-カゼイン	25,200
	β-ラクトグロブリン	18,300
	α-ラクトアルブミン	14,200

方が異なります

　アレルギー症状を起こす卵タンパク質のほとんどは卵白中にあり，そのなかでも，卵白アルブミンとオボムコイドがアレルギーを起こすおもな原因物質であると考えられています．この2つのタンパク質の加熱による変化をよく理解することが，「食べること」を目指す食事指導を行っていくうえでの重要なポイントです．

卵白アルブミンの凝固による不溶化が卵の抗原性の強さの鍵を握っています

　加熱調理の方法や一緒に用いる食材により，この2つのタンパク質の低アレルゲン化の起こるパターンが異なります．そのため，固ゆで卵1個を食べることができるのに卵ボーロ1個を食べてじんま疹が出るという，一見理解しがたい現象も起こります．これは，固ゆで卵中の卵白アルブミンが固く凝固するため，胃の中で溶け出す卵白アルブミンの量が非常に少ないことによります．一方，卵ボーロ中の卵白アルブミンは馬鈴薯でんぷんにより凝固が妨げられ，溶け出しやすいため，症状を誘発するのです（詳しくは『乳幼児の食物アレルギー』第5章参照）．食品の溶けやすさを加味した「食べる」側からみた卵白アルブミンの抗原量でみた例をあげてみましょう．卵白アルブミン量は卵ボーロ1g（1〜2個）中に5.2mg（表4-6 参照，p.80）ですが，12分固ゆで卵50g（1個）中には1.2mg（表4-2 参照，p.76）しかありません．もう1つの卵タンパク質であるオボムコイドの量は固ゆで卵のほうが250倍も多いのですが，オボムコイドに反応しない患者さんでは固ゆで卵1個食べることができるのに，卵ボーロ1個でじんま疹が出るという，一見理解しがたいことが起こりうるのです（図1-7）．

牛乳は加熱しても小麦粉などの副材料によってもカゼインの抗原性は変わりません

　牛乳では，β-ラクトグロブリンは加熱により抗原性が少し低下しますが，牛乳タンパク質の80%を占めるカゼインの抗原性は変化しません．症状を起こさないためには摂取量や食品中における使用量を減らすことが必要となります．

　パンや焼き菓子中に使用された牛乳は小麦粉により不溶化されます．特にβ-ラクトグロブリンが低アレルゲン化するので原材料に使用した牛乳成分で症状が出なくても，同じ量の牛乳が飲めるとは限らないので注意が必要です（第4章図4-3参照，p.89）．

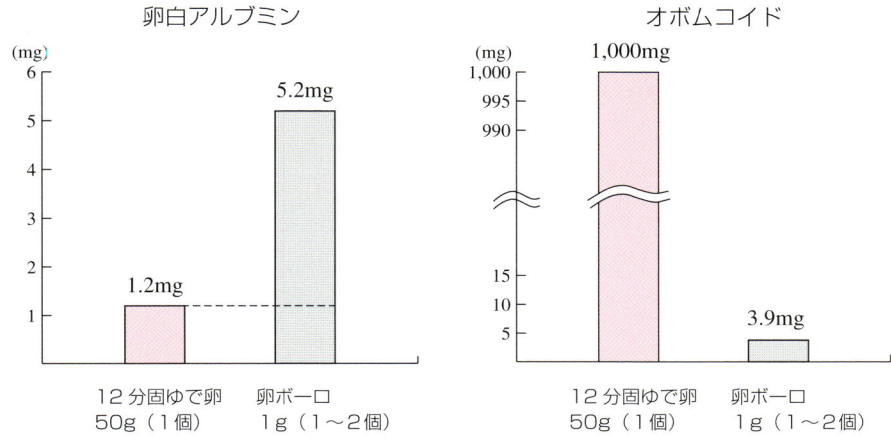

図 1-7 「食べる」側からみた 12 分固ゆで卵 50g と卵ボーロ 1g 中の卵白アルブミンおよびオボムコイド量

小麦を加熱してもグリアジンの低アレルゲン化は不十分です

　小麦中のグリアジンは加熱により若干抗原性が低下しますが，わずかです．調理による低アレルゲン化があまり期待できないので，摂取量や食品中における使用量を減らすのが原則となります．調理・加工食品を使用しないで調理する工夫をします．

②加水分解や発酵により低アレルゲン化された食品があります
牛乳の低アレルゲン化には加水分解が有効です

　牛乳アレルゲン除去調製粉乳（いわゆるアレルギー用ミルク）（表 1-7 参照，p.26）は，牛乳タンパク質を平均分子量 1,000 以下になるまで（300〜1,000）加水分解して作ったものです．消化にしにくい乳清タンパク質を除いてあるものもあります．牛乳アレルギー児の栄養面に配慮した治療には，不可欠な食品です．味の面では問題がありますが，10 年ぐらい前から比較的おいしいアレルギー用ミルクが出てきました．

小麦の低アレルゲン化には発酵が有効です

　日本人の食事に欠かせない醤油は小麦粉が原材料として使用されていますが，発酵の過程で非常によく加水分解されており，グリアジンで検討する限り小麦粉の抗原性は残っていません．また，実際に，最重症の小麦アレルギー児でも普通の醤油を使うことができます．

6　食物アレルギーの症状と観察のポイント

　食物アレルギーの症状は，皮膚，消化器，呼吸器など全身に現れます．1 つの症状だけのことも，いくつかの症状が次々と出てくることもあります．複数の臓器に即時型アレルギー反応が出現する場合をアナフィラキシー，循環不全を伴った場合をアナフィラキシーショックといいます．

(a) 食物アレルギーのおもな症状
①皮膚・粘膜症状
　皮膚・粘膜症状は，食物が直接触れたところに出る症状と，食物に含まれるタンパク質が吸収されてから皮膚に出てくる症状があります．

接触により起こる症状
　食物が直接触れたところに出る症状は，おもに口の中や食物を触った手が触れたところに，触った直後から出てきます．口腔内違和感，口唇腫脹，口周囲など食物が触れたところに限局してみられるじんま疹や皮膚の発赤とかゆみ，結膜浮腫などの眼症状は，IgE 依存性の即時型反応です．これらの症状は，いわば皮膚テストで抗原特異的 IgE 抗体の存在を証明しているようなものです．

アナフィラキシーの初期症状としての口腔内違和感に注意
　口腔内違和感は全身症状の初期症状の場合があるので，注意が必要です．口腔内違和感を覚えた時点で，食物を口から出して口をすすぎ，あらかじめ処方を受けておいた緊急常備薬である抗ヒスタミン薬や抗アレルギー薬をすぐに内服することにより，全身症状へと症状が進行していくのを防いだり症状を軽くすることが可能です．

即時型反応による皮膚症状：急速に広がるじんま疹と他臓器症状の出現に注意が必要です
　食物アレルギーによる即時型反応では皮膚症状はほとんどの場合に出現し，皮膚の発赤，紅斑，じんま疹などが出てきます．じんま疹が急速に全身に広がる場合には，血圧が低下する場合があるので注意します．喉が締め付けられるような感じがしたり，不穏状態になる場合には，喉頭浮腫をきたしている場合がありますので，直ちにエピペン®を筋肉内注射して救急車で医療機関を受診します．

乳児期発症の食物アレルギーの関与するアトピー性皮膚炎：しばしば乳児湿疹といわれて見逃されています
- 哺乳直後の軽い即時型反応

　母親が特定の食品（多くの場合には卵）を摂取後に母乳を与えると，乳児がかゆがったり，湿疹が悪化すると訴えて受診されることがあります．哺乳直後に乳児の顔が赤くなるという訴えもあります．かゆみのため，顔などの皮膚を掻きむしるとそれまでにあった湿疹が悪化します．母乳を飲んだ直後にじんま疹が出ることもまれにはあります．
- 遅れて出てくる湿疹病変

　1～2日後に湿疹が出てくることがあります．母親が食品を摂取してから授乳までの時間と授乳後の遅発型反応や遅延型反応までの時間がかかるため，診断には食事記録や授乳の記録をつけた食物日誌が不可欠です．乳児期発症の食物アレルギーの関与するアトピー性皮膚炎では IgE 依存性の即時型反応と遅発型反応，IgE 非依存性の遅延型反応の両者が関与します．

②消化器症状
　口腔内や咽喉頭の違和感を訴えて食べないことが多いのですが，無理にあるいは粘膜症状が軽いために食べてしまうと，その後気持ちが悪くなって吐いたり，お腹が痛くなったり，下痢をすることがあります．

大きくなると，いやがって口から出すこともあります．吐くことも吸収を妨げるので生体の防御機構として重要です．口腔内の違和感は食物アレルギーの大事なサインですので，無理強いは禁物です．遊離されたヒスタミンによる軽度の腹痛に対しては，早期に投与すれば抗ヒスタミン薬が有効ですので，軽い腹痛の段階でヒスタミン H_1 受容体拮抗薬あるいは抗ヒスタミン薬をすぐに飲ませましょう．強い痛みや激しい下痢・嘔吐をくり返すときにはエピペン®が必要となります．

新生児の消化器症状

特殊な臨床像としては，新生児の乳児用調製粉乳（粉ミルク）による牛乳アレルギー，あるいは母乳中の食物抗原による血便や嘔吐，下痢，腹部膨満などの消化器症状があります．血便や嘔吐，腹部膨満などがあるためにしばしば外科的疾患と間違われてきました．

これは非即時型食物アレルギーによると考えられており，発症の時点では牛乳などの食物抗原特異的 IgE 抗体が検出されないことが大半です．リンパ球の食物抗原に対する反応性を調べる検査が診断に役立ちますが，実施できる施設は限られています．牛乳特異的 IgE 抗体が証明されない非即時型アレルギー反応として発症しますが，後になって牛乳特異的 IgE 抗体が陽性になり，即時型反応を起こす典型的な牛乳アレルギーに移行することがあります．

③呼吸器症状：喉頭浮腫に注意

呼吸器症状はほとんどがアナフィラキシーの症状の1つであり，口腔内の粘膜の違和感や皮膚の発赤，かゆみ，じんま疹などの皮膚・粘膜症状に引き続いて出てきます．くしゃみ，鼻汁，鼻づまりなどが出てくることもあります．

声が嗄れてきて乾いた咳が止まらなくなり，息苦しくなったとき（喉頭浮腫）は窒息の恐れがあり非常に危険な状態です．小さな子どもでは喉を掻きむしったり不穏状態になります．エピペン®を携帯している場合には大腿前外側の筋肉内に注射のうえ，救急車で医療機関を受診します．

④アナフィラキシーの起こり方とアナフィラキシーショック（図1-8）

症状が皮膚など1つの臓器に限局されるのではなく，複数の臓器に出現する場合をアナフィラキシーといいます．呼吸器症状，消化器症状，眼症状などが時間経過を追って次々と出現し，血圧低下や循環不全を起こしてショック状態になり，生命の危険にさらされることになります（アナフィラキシーショック）．

アナフィラキシーの症状は時々刻々と進みます

典型的なアナフィラキシーの起こり方としては，食物を口に入れると，まず，口の中や喉のかゆみや気持ち悪さを覚えます（口腔内・咽喉頭違和感）．口唇が腫れ，皮膚の発赤，かゆみ，じんま疹が出てきます．あらかじめ，緊急時用に処方されたヒスタミン H_1 受容体拮抗薬や抗ヒスタミン薬はこの時点で内服します（図1-8）．症状が進んでからでは効かないので，ためらわずに少しでも早く飲みましょう．腹痛や悪心・嘔吐，下痢なども起こります．喉が腫れてくると（喉頭浮腫），乾いた咳をして喉を掻きむしって苦しがり，不穏状態に陥ります．これは大変危険な状態です．

A　食物アレルギーが起こるしくみと治るしくみ

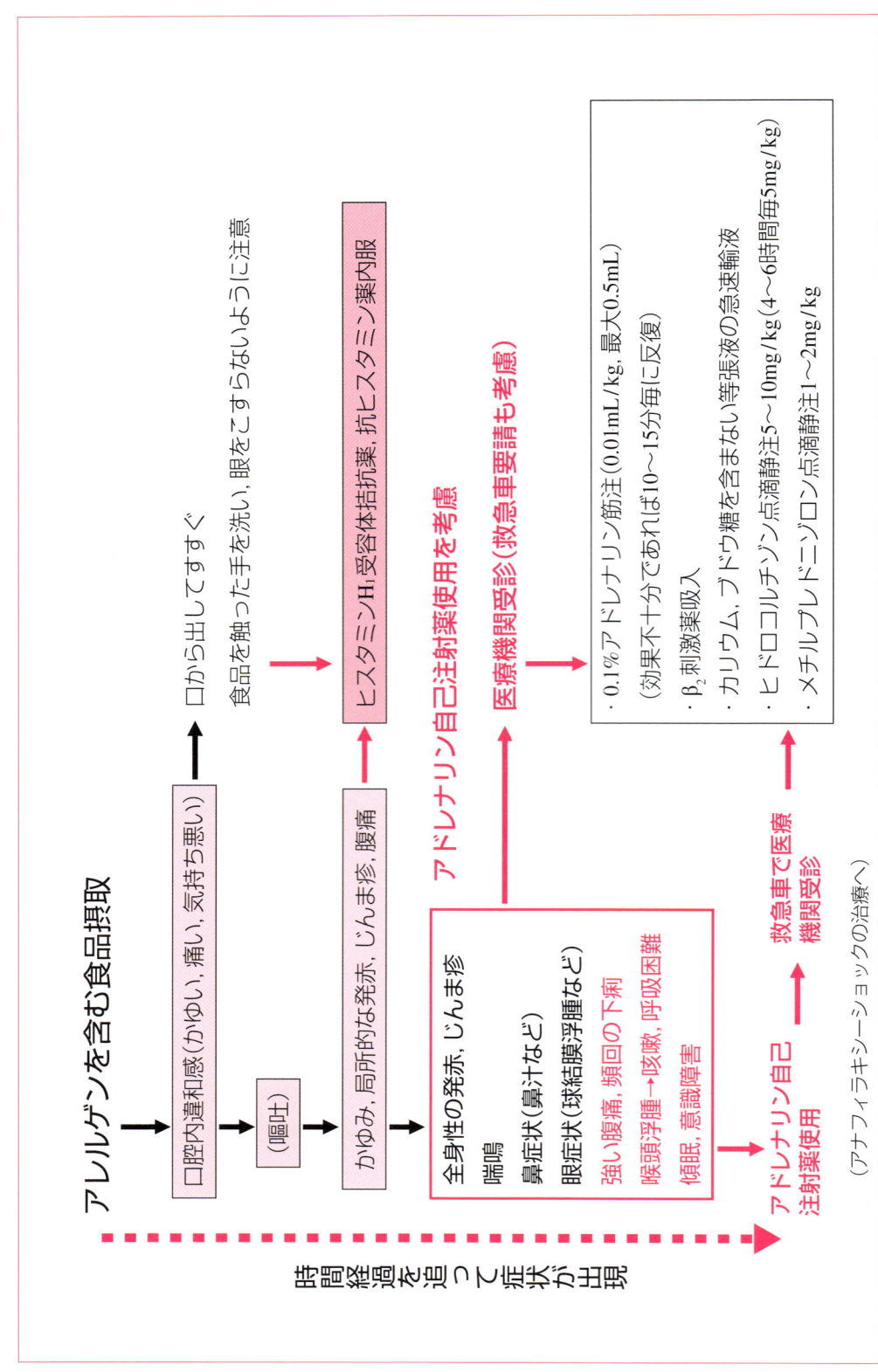

図1-8 誤食時の対応

第1章 食物アレルギーの基礎知識

早期発見と治療により救命できます：エピペン®の使用のタイミングを熟知しておきましょう

　症状が進むと，血圧低下と循環不全をきたしショック状態になり，生命の危険性が出てきます．適切な判断と迅速な対応が必要です．

　喉頭浮腫による症状が出てきたり，症状の進行の仕方が早いときには，直ちに救急車を要請して医療機関へ搬送します．アドレナリン自己注射薬であるエピペン®をあらかじめ処方されている場合には，大腿前外側に筋肉内注射を行ったうえで，救急車にて医療機関へ搬送します*．大切なことは，エピペン®はアナフィラキシーに対して最も有効な薬剤であるが，打つタイミングが遅すぎると効かない場合があること，効果持続時間が短いため，早急に医療機関に搬送する必要があることをよく理解することです．医療機関受診時には，使用済みのエピペン®を持参します．

　　*このときに，保護者がそばにおらず，本人が注射を打つことができない状態に陥った場合は，その場に居合わせたエピペン®の使い方を知っている人が打っても，医師法違反にはならないとされています．また，エピペン®を携帯している人に対して，救命救急士も打つことができますので，救急車を呼ぶときにエピペン®をもっていることを伝えることが大事です．

一般向けエピペン®の適応

　日本小児アレルギー学会は，誤食によりアレルギー症状が出現したときに，速やかに対応することを目的として，エピペン®の適応を食物アレルギー児・保護者の方へ説明するとき，および今後保育所（園）・幼稚園・学校などのアレルギー・アナフィラキシー対応のガイドライン，マニュアルが作成されるときにはすべて以下に準拠するのを基本とすることを学会のホームページに載せています（表1-3）．

表1-3　一般向けエピペン®の適応（日本小児アレルギー学会）

	エピペンが処方されている患者でアナフィラキシーショックを疑う場合，下記の症状が1つでもあれば使用すべきである．		
消化器の症状	・繰り返し吐き続ける	・持続する強い（がまんできない）お腹の痛み	
呼吸器の症状	・喉や胸が締めつけられる ・持続する強い咳込み	・声がかすれる ・ゼーゼーする呼吸	・犬が吠えるような咳 ・息がしにくい
全身の症状	・唇や爪が青白い ・意識がもうろうとしている	・脈が触れにくい・不規則 ・ぐったりしている	・尿や便を漏らす

A　食物アレルギーが起こるしくみと治るしくみ

 食物アレルギーの治療管理

Point
- 食物アレルギーの治療管理の目的は安全に「食べること」であり，適切な食事療法が中心となります
- 食事療法は正しい抗原診断に基づく必要最小限の食品除去が原則です
- 食品除去の目的は「食べること」であるため，摂取可能となるまで通院することが必要です
- アレルギー表示の見方を理解することは QOL の向上と安全性の確保につながります
- 食品を除去する場合には栄養面への配慮が必要です

1　食物アレルギーの治療管理における食事療法の重要性

　食物アレルギーの治療管理には，原因療法である食事療法が中心ですが，いったん発症した症状（特に即時型反応～アナフィラキシー）に対する対症療法も大切です．ここでは食事療法を中心に述べます．
　アレルギー性疾患における最も理にかなった治療は，原因療法としてアレルゲンへの曝露を避けることです．食物アレルギーの治療も例外ではなく，原因の除去，すなわちアレルゲンを含む食品の摂取回避が最も合理的かつ有効な治療となります．他の疾患におけるアレルゲン曝露の回避と大きく異なる点は，本来は栄養素として体内に取り込むべき食物の摂取回避（＝アレルゲン除去食）をすることであり，栄養面への配慮が必要となります．アレルゲン除去食の目的は症状を起こさずに「食べること」であることを念頭において，治療としての食事療法を行うことが大切です．

2　原因療法としてのアレルゲン除去食の適応と食事療法の基本

アレルゲン除去食の適応

①食物アレルギーが症状の原因となっていること
②アレルゲン除去食が症状の消失，軽快に有効であること
③アレルゲン除去食により QOL の改善がみられること

　食物アレルギーを発症しやすい乳幼児期は成長期であるため，アレルゲン除去食を行う場合には栄養面への配慮が極めて重要です．現在の日本の食糧事情においては適切な食事指導が行われ，その指導に基づく食事を摂取する限り，アレルゲン除去食の実施を原因として栄養面

での問題が起こることはありません．

栄養面での問題が生じる例
- 疾患自体の治療がうまくいっていない場合（特に重症のアトピー性皮膚炎）
- 母乳への強いこだわりのため母乳不足であるのにミルクを足さない場合
- 母親の判断あるいは保健師，栄養士の指導により，必要以上の極端な食品除去や特殊な食事療法を行っている場合など

正しい抗原診断に基づく必要最小限の食品除去が原則です

　症状発現回避のための食品除去（アレルゲン除去食）を行う場合には，正しい抗原診断に基づく必要最小限の食品除去を行います．患児および家族のQOLの維持のために大切なことです．

　アレルゲン除去を一定期間行った後に，患児の状況に応じた抗原量を含む食品の負荷試験をパスした場合には，医師の指導のもとに摂取を開始します．多くの場合，抗原量ないし抗原性の少ない食品（低アレルゲン化食品を含む）から開始すると早期の耐性獲得が可能です．食品除去をする場合には早期の除去解除を目指し，摂取できるようになるまで通院することが，症状を起こさずに「食べる」ためのポイントです．

食品により低アレルゲン化のポイントが異なります
- 加熱調理による低アレルゲン化（卵など）
- 加水分解による低分子化によりアレルゲン性を低減化した食品（牛乳アレルゲン除去調製粉乳など）の利用
- 発酵による低アレルゲン化（醤油中の小麦のグリアジンは検出されない）

3　加工食品を使うときに知っておくべきこと

　アレルギー物質の食品表示を正しく理解することは，QOLの向上と安全性の確保につながります．

(a) 特定原材料のアレルギー表示の見方
①特定原材料とは

　食品衛生法の改正により，2002年4月から容器包装された加工食品1g中に特定原材料（卵，牛乳，小麦，そば，落花生）が数μg以上含まれているときには，アレルギー表示が義務付けられるようになりました．2008年6月にはえびとかにが追加され7品目となりました（表1-4）．
　特定原材料に準ずるものとして表示を推奨されている食品は20品目です．
　原材料のアレルギー表示はこの27品目に限るとされ，他の原材料については表示が認められていません．加工食品を使用するときには代替表記にも留意して表示を見るようにします．代替表記にもわかりやすいものとわかりにくいものとがあり，特に「乳」については注意が必要です（表1-5）．2015年4月より食品表示法に基づいて表示されますが，数年間は新旧の表示が混在しますので注意しましょう．

B　食物アレルギーの治療管理

表 1-4　加工食品に含まれる特定原材料アレルギー表示

特定原材料等の名称	
特定原材料 （表示義務）	卵，乳，小麦，そば，落花生，えび，かに
特定原材料に準ずるもの （表示の推奨）	あわび，いか，いくら，オレンジ，カシューナッツ，キウイフルーツ，牛肉，くるみ，ごま，さけ，さば，ゼラチン，大豆，鶏肉，バナナ，豚肉，まつたけ，もも，やまいも，りんご

表 1-5　代替表記，特定加工食品，アレルギー表示の対象外食品

	代替表記	特定加工食品★	アレルギー表示の対象外食品例
卵	たまご，鶏卵，あひる卵，うずら卵，タマゴ，玉子，エッグ	マヨネーズ，かに玉，親子丼，オムレツ，目玉焼，オムライス	魚卵，は虫類卵，昆虫卵
乳	生乳，牛乳，特別牛乳，成分調整牛乳，低脂肪牛乳，無脂肪牛乳，加工乳，クリーム（乳製品），バター，バターオイル，チーズ，濃縮ホエイ（乳製品），アイスクリーム類，濃縮乳，脱脂濃縮乳，無糖れん乳，無糖脱脂れん乳，加糖れん乳，加糖脱脂れん乳，全粉乳，脱脂粉乳，クリームパウダー（乳製品），ホエイパウダー（乳製品），タンパク質濃縮ホエイパウダー（乳製品），バターミルクパウダー，加糖粉乳，調製粉乳，はっ酵乳，乳酸菌飲料，乳飲料	生クリーム，ヨーグルト，ミルク，ラクトアイス，アイスミルク，乳糖*	山羊乳，めん羊乳
小麦	こむぎ，コムギ	パン，うどん	大麦，ライ麦，えん麦，はと麦
そば	ソバ		
落花生	ピーナッツ		
えび	海老，エビ		
かに	蟹，カニ		

*：「乳糖」はタンパク質の残留が確認されたため，特定加工食品として扱われる．
代替表記：表示されるアレルギー物質には，別の書き方も認められている．
特定加工食品：一般に，名称からアレルギー物質が含まれていることが明白なときには，アレルギー物質名表記をしなくてもよい．
アレルギー表示の対象外食品例：アレルギー物質と類似している食品のなかには，アレルギー物質に含まれない食品がある．
★2015 年 4 月より食品表示法の施行により特定加工食品は廃止された．マヨネーズ（卵を含む）のように記載されるが，数年間は両ルールが混在する．

②アレルギー表示の約束ごとをよく理解しましょう

　容器包装された加工食品における特定原材料のアレルギー表示における約束ごとをよく理解しましょう（表 1-6）．「原材料の一部に乳を含む」など表記されていることもありますが，少量とは限りませんので注意しましょう．読み落としや解釈の誤りによる事故をよく経験します．

表示されるものとされないもの

　食品表示法では「容器包装された加工食品」の表面積が 30 cm^2 以下の小さな容器のものにも表示が義務づけられました．一方，対面販売の惣菜，店頭調理品など容器包装されていない商品については表示の義務がありません．また，表示はあくまでも濃度を基準になされており，

表 1-6　加工食品における特定原材料のアレルギー表示

- 表示される原材料は 27 品目に限られる
- あらかじめ箱や袋で包装されているもの，缶や瓶に詰められた加工食品が対象
- 包装面積が 30 cm² 以下の小さなものにも表示が義務づけられた（食品表示法）
- 加工食品 1 kg に対して数 mg 以下の濃度の場合には表示されない（数 μg/g 以上の場合にのみ表示）
- 濃度表示であり，1 食分中の含有量を示すものではない
- 乳糖は「乳」と判断する（混乱しやすい）

　表示義務以下の抗原濃度であっても重量が重い場合には 1 食分摂取するとアナフィラキシー反応を起こしうる量に達する場合があります．

対面販売には表示義務がないことを知っておきましょう

　対面販売などでは表示は義務づけられておりません．デパートの惣菜や，店頭で電子レンジで加熱する冷凍食品などはその場で調理したことになり，表示義務から外れます．表示していなくても「その場で店員さんに聞けるでしょう？」ということなのです．必ずしも正確な答えが返ってくるとは限りませんので注意が必要です．旅行のときなどは宿泊先に事前に問い合わせておくほうがよいでしょう．

表示されるのは一定濃度のアレルゲンを含む場合のみであり，1 食分中の抗原量を基本にしているわけではありません

　表示されるのは加工食品 1 g あたり数 μg 以上の濃度で入っている場合のみです．100 g 食べると数百 μg 〜 1mg の抗原量となりますので敏感な患者では症状を起こします．ですから，実は「○○の表示がないから大丈夫」ということはないのです．

　このような限界はありますが，食物アレルギー児の保護者にアンケートをとってみると，表示が不適切であったために即時型反応を起こした経験をもつ児の保護者を含めて，アレルギー表示により食品選びが楽になったと評価しています．

③表示制度により「念のための除去」から「必要最小限の除去」が可能になりました

　実際にアレルギー物質の食品表示がなされるようになってから，安全のために念のため行う食品除去は不要となり，表示により判断することができるようになったため，「必要最小限の食品除去」が可能となりました．これにより，食物アレルギー児の QOL は大きく向上しました．

④品質管理がきちんとされている加工食品が安全

アレルギー物質の表示制度の約束ごとをよく理解して正しい食品の選び方をすることにより，安全性は高まります

　製造時の混入に関しては先にも述べたように，アレルギー食品店よりもむしろ普通のスーパーや小売店でよく売られているもののほうがきちんとした品質管理を受けているため安全性が高くなっています．そのため，一般の食品売り場でアレルギー表示を見て購入するほうが安価であり，安全性は高いでしょう．アレルギー表示は食品衛生法に基づくものなので，十分に品質管理をする力のある食品会社の製品では，筆者の診ている患者では事故の経験がなく，事故があったのはいずれもアレルギー食品店や通信販売で購入したものでした．

4 乳幼児食物アレルギーのおもな原因食物と食事療法の実際

　アトピー性皮膚炎においても即時型反応においても，原因食物として頻度の高い卵，牛乳，小麦を中心に，原因食物別の食品除去のポイントと，アレルギー物質の表示を読むときの注意を述べます．

　食事指導は，食事記録をもとに，家庭の嗜好と母親の調理能力を把握したうえで，具体的なレシピを提案しながら行います．

- 新鮮な食材を用いて調理をすること
- 出汁はできるだけ家庭で取ること
- 調味料は醤油，味噌，ウスターソース，ケチャップなど基本的なものを用い，必要に応じて香辛料や香味野菜を用いて調理すること

などにより，アレルギー用食品店で販売されている特殊な調味料の購入が不要となるため，心理的および経済的負担が減るばかりでなく，園・学校の給食における対応も容易になります．

(a) 鶏　卵

①栄養面

　卵は必須アミノ酸のバランスが理想的なタンパク質食品ですが，卵の代わりに複数の動物性あるいは植物性タンパク質食品を組み合わせて摂取することにより，栄養面の代替は容易にできます．

②調理特性

　卵は味や色彩がよいのみならず，起泡性，凝固性などのすぐれた調理特性を有するため，卵を使用しないことによる調理上の問題を解決するための具体的な方法の指導が必要です．起泡性を補うために重曹を用いたり，凝固性を補うためによくこねたり馬鈴薯でんぷんなどをつなぎに用いることにより，卵のすぐれた調理特性を補うことができます．

③加熱・調理による抗原性の変化

　卵では卵白中に存在する卵白アルブミンとオボムコイドが主要抗原と考えられています．いずれのタンパク質も加熱により抗原性が低下しますが，調理条件により両者の抗原性の低下のパターンが異なりますので注意が必要です．

④加工食品中の卵のアレルギー表示

　卵は安価で味や色彩がよく，すぐれた調理特性を有するため，多くの加工食品中に使用されています．容器包装された加工食品中に含まれるわずかな量の卵の摂取も回避する必要がある場合には，特定原材料のアレルギー表示の見方を指導します．卵の表示は代替表記，特定加工食品の表記ともに理解しやすいですが（表1-5, p.22），よく質問を受ける表示について説明します．

ⅰ）卵殻カルシウム

　表示されるのは未焼成卵殻カルシウムで，微量の卵タンパク質の混入はあります．菓子類に使用されることが多く，2014年現在の検知法に基づく検査キットを用いて製品中の卵白アルブミンを定量すると，製品1g中に10μg程度検出されることが多いです．なお，ラムネやクッキーなどの小さなお菓子に含まれていることが多いため，少量のお菓子であれば症状を起こさずに摂取できる場合が大半です．

ⅱ）レシチン（卵由来）

　多くは大豆由来の乳化剤ですが，一部は卵黄由来のものもあります．レシチン（卵由来）と記されます．卵黄の除去が必要であることは少ないので，ほとんどの卵アレルギー児では摂取可能です．レシチン（大豆由来），レシチンは卵とは無関係です．

ⅲ）魚卵，鶏肉

　タンパク質の種類が異なるため，鶏卵アレルギーの原因とはなりません．

(b) 牛　乳
①栄養面
カルシウム不足に注意

　牛乳を除去してもタンパク質源としては他の食品により容易に代替できますが，日本人にもともと摂取量が不足しがちなカルシウムの摂取に関しては，栄養面に配慮した食事指導が必要です．日本人の食事摂取基準2015年版では，カルシウムの推定平均必要量，推奨量ともに妊娠・授乳中の付加量は0とされていますが，低年齢児においてはカルシウム源として，牛乳アレルゲン除去調製粉乳による代替が必要です．牛乳アレルゲン除去調製粉乳には，加水分解乳とアミノ酸乳がありますが，分子量や味が製品により異なっています．これらのミルクは理論的にはアレルギー反応を起こさないところまで低分子化されていますが，症状の発現については個人差が大きいので，医師の指導の下に選ぶ必要があります．現在，日本で使用されている牛乳アレルゲン除去調製粉乳とアミノ酸乳（表1-7）は，特定原材料の検出に用いられている検知法により牛乳タンパク質が検出されません．

　牛乳アレルゲン除去調製粉乳の規格には当てはまりませんが，部分加水分解乳であるペプチドミルクも2社から発売されています．普通の乳児用調製粉乳に比べると抗原性は格段に少なくなっていますが，抗原性は残っています．わずかに残っている抗原性を利用して，牛乳アレルギー児の耐性獲得のための治療に用いることも可能です（第4章参照，p.102）．

ビオチン欠乏症とカルニチン欠乏症に注意

　牛乳アレルゲン除去調製粉乳にはビオチンが含まれていないため，離乳食を開始しないで牛乳アレルゲン除去調製粉乳のみを摂取し続けると，ビオチン欠乏症に陥ることがあります．また，ニューMA-1とMA-mi以外の牛乳アレルゲン除去調製粉乳には，カルニチンがほとんど含まれていません．特に新生児期発症の消化管アレルギーでは離乳食開始までの時間が長いので注意が必要です．積極的に離乳を進めていきましょう．

　　＊ビオチン，カルニチンは近々牛乳アレルゲン除去調製粉乳に添加することが認められる
　　　ようになる予定です．

表 1-7 牛乳アレルゲン除去調製粉乳(牛乳アレルギー治療用ミルク)およびペプチドミルクの比較

		牛乳アレルゲン除去調製粉乳					ペプチドミルク*	
		ニューMA-1〈森永乳業〉	ペプディエット〈ビーンスターク・スノー〉	MA-mi〈森永乳業〉	ミルフィーHP〈明治〉	エレメンタルフォーミュラ〈明治〉	ペプチドミルクE赤ちゃん〈森永乳業〉	アイクレオのペプチドミルク〈アイクレオ〉
タンパク質窒素源	カゼイン分解物	○	○	○		精製結晶L-アミノ酸	○	○
	乳清分解物			○	○		○	○
分子量	平均分子量	約300	約500	約500	800〜1,000		ほとんどが3,500以下	ほとんどが3,000以下
	最大分子量	1,000	約1,500	2,000	3,500			
アレルゲン性		ほとんどなし	ほとんどなし	なし〜(±)	個人差あり	なし	軽度あり	軽度あり
乳 糖		(−)	(−)	(±)	(−)	(−)	(+)	(+)
ビタミンK配合		○	○	○	○	○	○	○
タウリン強化配合		○	○	○	○	○	○	○
銅・亜鉛強化配合		○	○	○	○	○	○	○
標準調乳濃度		15%	14%	14%	14.5%	17%	13%	12.7%
風 味		独特の風味	独特の風味	良好	良好	独特の風味	比較的良好	比較的良好
乳児用粉乳としての評価		施行		施行			施行	施行

＊：牛乳アレルギー治療用ミルクではないが，軽症の牛乳アレルギー児には使用できる場合がある．栄養学的評価がなされていることから牛乳アレルギー未発症のハイリスク児に好んで用いる医師もある．

②調理特性

牛乳・乳製品除去により特別な工夫が必要なものはほとんどありません．調理時に牛乳アレルゲン除去調製粉乳や豆乳を使用することにより代替が可能です．

③加熱・調理による抗原性の変化

牛乳タンパク質のなかで，カゼインとβ-ラクトグロブリンが主要アレルゲンとされています．牛乳タンパク質の大半を占めるカゼインは100℃の加熱によっても二次構造は破壊されませんが，タンパク質分解酵素による分解を受けやすいという特性があります．加熱調理によるカゼインの低アレルゲン化が認められませんので，調理時の混入にも注意を払う必要があります．一方，β-ラクトグロブリンの場合には72.8℃で変性するとされています．実際に80℃以上に加熱した牛乳中のβ-ラクトグロブリンの抗原性は低下しますが，カゼインは加熱前の牛乳中のものに比べて抗原性は全く低下しないことが確認されています(『乳幼児の食物アレルギー』第5章 表5-34参照)．

④加工食品中の「乳」のアレルギー表示

乳の代替表記にはホエイパウダーなどわかりにくい表記が認められています（表1-5参照）．そのため表示の見落としによる事故や，製造段階における原材料をよく理解できないために，乳成分とは知らずに使用して起こる事故が多く発生しています．乳の代替表記として認められているもののなかでも理解しにくいものや，よく質問を受ける表示について解説します．また，表示の末尾に「一部に乳を含む」という記載があることがありますが，量的に少ないことを意味していませんので注意が必要です．しばしば見落としや少量であると誤解しやすいため，摂取してアナフィラキシーを起こしています．

ⅰ）保護者が「乳」とわかりにくい表示（多くの場合，カッコ内に乳製品と記載されている）

クリーム，濃縮ホエイ，無糖脱脂れん乳，加糖脱脂れん乳，クリームパウダー，ホエイパウダー，タンパク質濃縮ホエイパウダー，バターミルクパウダーなど．

ⅱ）乳糖

乳糖自体は二糖類でタンパク質を含みませんが，牛乳成分から作られているため牛乳タンパク質が混入します．注射薬の安定剤として用いられている乳糖や日本薬局方の乳糖中にも乳タンパク質は検出できます．実際に，注射薬中の乳糖によりアナフィラキシーを起こした例をわれわれは報告しています[5]．

加工食品中の乳糖には牛乳タンパク質がより多く含まれている可能性が高いですが，乳糖自体の使用量が少ないため，加工食品中に含まれる乳糖由来の牛乳タンパク質は多くの場合には微量です．摂取の可否について主治医と相談しましょう．

ⅲ）乳酸菌：牛乳タンパク質ではありません

乳酸菌は食物を発酵させて乳酸を作り出す細菌であり，牛乳成分ではありません．植物由来の乳酸菌飲料や漬けものは牛乳アレルギー児でも摂取可能ですが，牛乳を乳酸菌で発酵して作った発酵乳や乳酸菌飲料は乳製品です．

ⅳ）「乳」という文字が入るが，牛乳タンパク質とは関係がないもの

- 乳化剤：卵黄や大豆のレシチン，牛脂などであり，牛乳から作られるものではありません
- 乳酸カルシウム，乳酸ナトリウム：化学物質であり，牛乳とは無関係です

ⅴ）「バター」という文字が入るが，牛乳由来ではないもの

カカオバターには牛乳タンパク質は含まれません．

⑤アレルギー表示の対象外であるが，注意するもの

山羊乳，めん羊乳については表示の対象外ですが，牛乳タンパク質との交差抗原性が高いので，これらの乳を含む製品により症状を起こすことがあるため，主治医に相談しましょう．

(c) 小　麦
①栄養面

小麦除去により栄養面での問題が生じることはありません．麺類やパンの代わりに米飯を主食とすることにより，むしろ副食の摂り方のバランスがよくなるという利点があります．必要

に応じて米粉を用いたうどんやパンを利用したり，白玉粉や上新粉など古くから使用されているものをおやつ作りに使用します．最近は製菓用や製パン用の米粉も販売されており，ホームベーカリーなどで米粉のパンを家庭で作ることも多くなってきています．料理中の小麦は米粉やでんぷんで代替できます．

②調理特性

　小麦除去による調理特性である粘弾性を補うものとして小麦タンパク質であるグルテンを添加した"米粉のパン"があるので注意しましょう．グルテンに対して過敏性を有する場合には，通常のパンよりも抗原性が高くなることがあります．

③加工食品中の小麦のアレルギー表示

ⅰ）表示されるが，抗原が検出されないか，微量であるもの

　醤油の原材料には小麦が含まれますが，醸造の過程で主要抗原であるグリアジンの抗原性は完全に消失しています．実際に重症の小麦アレルギー児でも調味料として普通の醤油を使用可能です．味噌，酢も使用可能なことが多いので主治医に相談しましょう．

ⅱ）表示対象ではないが，交差抗原性があるもの

　大麦や押し麦などの他の麦や穀類はアレルギー表示の対象外の食品ですが，臨床的には小麦との交差抗原性が20％程度まで認められるとされています．実際に小麦アレルギー児のなかには麦ご飯で症状を起こす例があり，給食の麦ご飯などに不安を示す場合には，負荷試験により摂取可能かどうかを確かめる必要があります．

ⅲ）「麦」という文字があるが，小麦が使われていることは少ないもの

　麦芽糖は二糖類であり，通常は小麦から作るものではないので摂取可能です．小麦から作られる場合には，「麦芽糖(小麦を含む)」などと表示されます．

(d) 大　豆

　大豆により重篤な即時型反応が起こることは，卵，牛乳，小麦に比べてはるかに頻度が低くなります．大豆は良質なタンパク質を含みますが，除去が必要な場合でも多くの食材を組み合わせて用いることにより容易に代替が可能です．

　醤油は発酵により低アレルゲン化されていますが，まれに乳児でアトピー性皮膚炎が悪化することがあります．その場合には出汁をしっかりと取ることにより，調味料としてごく少量の塩を用いるだけでも，野菜や肉，魚の素材のおいしさを活かした料理を作ることができます．大豆製品や大豆以外の豆類に関しては，明らかに症状の原因となっている場合にのみ除去します．

　大豆はアレルゲンとなりうるタンパク質の種類が多く，加熱や調理による抗原性の変化がまだ十分には解明されていませんので，食品の形態によっても吸収や消化の受け方が異なるため，一律の対応ができないというむずかしさが存在します．例えば，豆腐の摂取が可能でも豆乳によりアナフィラキシー反応を示す場合をよく経験します．また，発酵食品である納豆による遅発型のアナフィラキシー反応も報告されており，摂取後の吸収など，アレルゲン自体の性質以

外の要素によっても症状の起こり方が変わるので，患児の症状の起こり方に関する情報をしっかりと得ることが大切です．

大豆油の摂取を避けなくてはならないことはまれです．植物油に関してはアレルゲンの回避としての観点よりも，アレルギー炎症を修飾する多価不飽和脂肪酸のバランス（n-6/n-3）の観点から選択をする必要があります．大豆油も比較的バランスのよい油の1つです．

栄養学的観点からは，油を摂り過ぎている現代では，まず植物油の摂取量自体を減らすことが重要であり，次に多価不飽和脂肪酸の摂取バランスを考えることになります．エゴマ油やシソ油は α-リノレイン酸を豊富に含み，多価不飽和脂肪酸のバランスの観点からはすぐれていますが，酸化しやすく揚げものや炒めものなどの調理法には適しません．また，高価ですので，油を摂り過ぎている現代の食生活ではあえて使用する必要はありません．リノール酸の割合が高い紅花油，綿実油，ひまわり油，ゴマ油などは n-6/n-3 比が非常に高いため使用を避け，バランスのよい菜種油（n-6/n-3 = 2）や大豆油を主体とした調合油などを用いるのが実際的です（第2章表2-4参照, p.43）．

(e) 米

精白米を経口摂取して呼吸器症状を起こす即時型反応症例の経験がありますが，米の経口摂取による即時型反応症例はまれであり，1例のみ経験しています．一方，米ぬかの吸入による呼吸器症状を起こす例はあるため，家庭での精米には気を付ける必要があります．

除去・負荷試験で玄米によりアトピー性皮膚炎の悪化がみられることが確認された場合でも，ほとんどの場合に精白米や二度精米は摂取可能です．イムノキャップ®による測定で強陽性であってもほとんどの症例で精白米の摂取が可能です．雑穀は米と共通抗原性もあり，日常的に使用するメリットはありません．

栄養面での代替は容易ですが，副食のバランスをとりやすい主食であり，しかも離乳期から使用する主食でもあるため，安易な除去をすべきではありません．明確にアレルギー症状の原因と診断され，二度精米でも症状が出現するときのみ超高圧処理米などを用います．

(f) 魚 類

古くなった魚によるヒスタミン中毒を避けるため，新鮮なものを選び，できるだけ早く調理し，その日のうちに摂取することが大切です．家庭での冷凍は避けるようにします．脂ののった魚には青背のもの，白身のものを問わず n-3 系の多価不飽和脂肪酸が豊富に含まれているため n-6/n-3 比が小さく（第2章表2-3参照, p.43），乳児期より積極的に摂取するようにします．

ほとんどの魚によりアレルギー症状を起こす場合にも，かつお節の出汁やツナ缶など缶詰の魚では症状を起こさないことが大半です．ツナ缶など摂取可能な魚から開始することにより，次第に摂取可能な魚の種類を増やしていくことができます．魚アレルギーは耐性を獲得しやすい食物アレルギーの1つです．

魚肉は卵黄，干ししいたけやキクラゲなどとともにビタミンDの供給源としても重要であるため，積極的に摂取するようにします．

(g) 甲殻類

　甲殻類のなかではえびのアレルギーが多いのですが，生のえびによってのみ症状が出る場合，加熱したものや一緒に調理したものでも症状が出る場合，かにや軟体動物，貝類でも症状が出る場合など，程度はさまざまです．臨床における交差抗原性は検査上の交差抗原性ほど高くありません．症状を起こさずに摂取しているものについては，検査結果のみを理由としてやめる必要はありません．

　甲殻類の除去による栄養面での問題は生じません．

(h) 肉　類

　獣肉や鶏肉によるアレルギーはほとんどありません．噛む習慣を付けるためにも3回食になる頃には与えるようにします．脂身には飽和脂肪酸が多いので，赤身のところを中心に使用します．

　栄養面では牛肉には鉄やビタミンB群が多く，豚肉にはビタミンB_1が多いなどの特徴があるので，1種類に偏ることなく摂取するのが望ましいと考えます．

　牛乳アレルギー児のなかには加熱不十分な牛肉中の血清アルブミンと反応する場合がありますが，よく加熱した牛肉により症状が出ることはありません（第2章**表2-2**参照，p.42）．

(i) 野菜・果物

　野菜・果物によるアレルギーの多くは口腔内のみの症状にとどまりますが，大量に食べると，全身症状を起こすこともあります．野菜・果物中のヒスタミンなどの薬理活性物質による症状と区別する必要があり，野菜類はたっぷりの塩水でゆでるなど基本通りの灰汁抜きを行ってから調理します．

　加熱や消化により抗原が失活しやすいので，りんごアレルギーでも焼きりんごやアップルパイは摂取可能な場合が大部分です．

　バナナや桃など，熱や消化酵素に安定な抗原を有するものでは，加熱してもアレルゲン性が残るので注意が必要です．天然ゴム中のラテックスと反応することもありますので注意しましょう．摂取可能な野菜・果物を摂れば栄養面での問題が起こることはありません．

(j) そ　ば

　そばアレルギーは日本人に多く，アナフィラキシー反応を起こしやすい食品としてよく知られています．いったん発症すると耐性を獲得しにくいのですが，除去を続ける場合にも栄養面での代替の必要はありません．ボーロやクレープなどのお菓子にもそば粉が使われている場合がありますので，原材料を確認して摂取するようにします．

　主要アレルゲンは水溶性で耐熱性を有し，そば殻にも共通して含まれます．そのため，そば湯，そばと同じ釜でゆでられたうどんにもアレルギーを示す場合や，そばをゆでる蒸気，そば粉やそば殻枕の粉塵を吸入して症状を起こすこともあります．旅行時の枕や学外行事としてのそば打ち体験などには注意が必要となります．

一方，感作されていても摂取可能な場合も多くみられます．抗原特異的IgE抗体陽性のみで，必要以上の心配をするよりは負荷試験を行って症状が誘発されるかどうかを確認するほうがよいでしょう．

そばを除去することによる栄養面における問題が生じることはありません．

(k) ピーナッツ（落花生）

ピーナッツは欧米ではアナフィラキシーを起こす代表的な食物として知られており，惹起される症状が重篤で命にかかわることがあるという理由から，特定原材料に指定されています．日本でもピーナッツバターとして，あるいは菓子類や調理食品の風味付けとして消費量が増加するに伴い，ピーナッツアレルギーが増えてきています．ローストするとアレルゲン性が高まり，加熱により抗原性が高まる食品としても有名です．周囲の人がピーナッツを食べたときの粉の吸入によって，喘息発作を起こす例もあるので注意が必要です．

ピーナッツの除去を続けても栄養面での代替の必要がない食品であり，アレルギー表示を見て食材を選ぶことにより，多くの場合には対応が可能です．

ピーナッツアレルギーがあっても他の豆類のアレルギーがあることはほとんどありません．

(ℓ) 木の実

クルミなどの木の実のアレルギーがあると，カシューナッツやヘーゼルナッツなどの他の木の実に対してもアレルギー反応を起こすことがあります．焼菓子やチョコレート菓子を摂るときに注意が必要です．

第1章　文献

1) Jackson PG, Lessof MH, Baker RW, *et al.*：Intestinal permeability in patients with eczema and food allergy. *Lancet* 1981：**1**：1285-1286
2) Kilshaw PJ, Slade H.：Passage of ingested protein into the blood during gastrointestinal hypersensitivity reactions：experiments in the preruminant calf. *Clin Exp Immunol* 1980：**41**：575-582
3) 伊藤節子：母乳への食物アレルゲンの移行．アレルギー科 2002：**14**：298-303
4) 伊藤節子：乳児期発症の食物アレルギーの関与するアトピー性皮膚炎．日小ア誌 2007：**21**：649-656
5) Eda A, Sugai K, Shioya H, *et al.*：Acute allergic reaction due to milk proteins contaminating lactose addes to corticosteroid for injection. *Allergol Int* 2009；**58**：137-139

第2章

食物アレルギー児のための食事作りを容易にするコツ

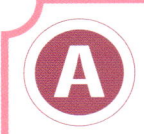

A　特定原材料を使用しないレシピが多いことに気付くことが基本

Point
- 卵・牛乳・小麦を使わない家庭料理がたくさんあることに気づきましょう
- 家庭料理は卵，牛乳，小麦を使わないレシピの宝庫です．旬の野菜と魚を上手に取り入れましょう
- 牛乳アレルギー児ではカルシウムの補給に気を配ります

　乳幼児の食物アレルギーの原因として最も頻度が高いのが卵であり，牛乳，小麦がそれに続き，この3食品が乳幼児の食物アレルギーの原因の3/4以上を占めています（図1-5参照，p.11）．卵，牛乳，小麦が乳児期発症のアトピー性皮膚炎の原因ともなっている場合には，しばしば授乳中の母親の食事内容からも除去しなくてはならなくなります．もし，「卵，牛乳，小麦を完全に除去するように」といわれたら，困ったことになったと感じられるでしょう．確かに，便利な合わせ調味料を日常的に使用し，惣菜を簡単に買うことができる便利さに慣れてしまっている現代の食生活から，急に卵，牛乳，小麦を完全に「除去」するとなると大変なことと感じられる方が多いことでしょう．困ったと思わずに，発想の転換をしましょう．「除去」ではなく，他の食材を組み合わせておいしい料理を作りましょう．

1　旬の魚と野菜類を取り入れるとバラエティーに富んだ家庭料理が作れます

卵，牛乳，小麦を食材として使わないコツ

- 主食は米飯
- 旬の魚（焼く，蒸す，煮る，揚げる）と野菜を上手に使うと料理の種類が増える
- 肉類と大豆製品は年中使える
- 出汁の取り方をマスターする
  - ・昆布，かつお節の出汁は簡単に取ることができ，お澄ましから煮物まで何にでも使用できる
  - ・干ししいたけは朝，水につけておけば夕方には出汁が取れるうえ，しいたけの煮物も1品となる
  - ・肉や魚からもおいしい出汁が出る
  - ・鶏ガラスープを取るのも慣れれば簡単
- 家庭では灰汁取りには卵白を使用せず，灰汁をペーパーで濾したりお玉ですくい取る

昔からある基本的な調味料には，本来は特定原材料は使用されていません（念のためアレルギー表示を確認して使用しましょう）

> - 味噌には通常は小麦が使用されていない
> - 醤油には小麦が原材料として使用されるが，小麦抗原のグリアジンが検出されない
> - トマトケチャップ，ウスターソースも使用可能*
> - 豆板醤，コチュジャン，テンメンジャン，オイスターソースなども使用可能*

*調味料メーカーのものには小麦などが使用されているものもあるので，製品ごとに表示を確認する必要があります．

アレルゲンと診断された食材を使わないで調理する工夫

　卵を例にとってみましょう．卵はすぐれた調理特性をもっていますが，その他の食材の特性を生かすことにより，卵を使用せずに調理することができます．

　一般に，天ぷらの衣には卵を使いますが，小麦粉を使用できる場合には卵は入れずに，小麦粉と塩を氷水に加えサッとかき混ぜます．そこにえびや野菜を入れて薄く衣をつけて揚げると，カラッと美味しく揚がります．小麦粉を使えない場合には片栗粉を使用します．

　ハンバーグでも牛肉の赤身ミンチを炒めタマネギと合わせて塩を加えてよく練れば，つなぎの卵は不要です．ある有名ホテルのハンバーグステーキのレシピには卵は使われていません．

　実際に保育園の給食では，衣やつなぎの卵を使わないで皆が同じメニューを食べることができるよう工夫している園が多くあります．栄養面での問題がなく，安全性の確保の観点からも優れた方法です．

2　乳幼児期の食事療法における栄養面への配慮

　栄養面からは卵の代替は容易ですが，牛乳・乳製品の除去が必要な場合には牛乳アレルゲン除去調製粉乳（いわゆるアレルギー用ミルク）によるカルシウムの摂取量の確保が必要です．特に乳幼児では不可欠であるといってもよいでしょう．

　牛乳アレルゲン除去調製粉乳（アレルギー用ミルク）は，乳タンパク質を加水分解して低分子ペプチドにしているため，独特のにおいと苦味があります．最近は比較的味のよい牛乳アレルゲン除去調製粉乳も使用できるようになりました．乳児期に開始すると飲めますが，離乳食が進んでおいしい味に慣れてしまうと，どうしても飲めない場合があります．そのときには料理に混ぜてでも何とかカルシウム源として摂取させます．独特のにおいや苦味があまり目立たないように，牛ミンチ肉や味噌など牛乳アレルゲン除去調製粉乳とよく似たにおいのある食品に混ぜて調理する方法があります．肉団子やハンバーグ，肉味噌などに混ぜるとにおいが気になりません．

　現在の牛乳アレルゲン調製粉乳のもう1つの問題点として，ビオチンが添加されておらず，一部の製品を除いてカルニチンも含有されていないことがあげられます．生後間もなくより牛乳アレルギーの診断を受けて，離乳食を開始することなく牛乳アレルゲン除去調製粉乳単独の栄養を6か月以上にわたり続けると欠乏症になるおそれがあり，実際に報告があります．近々添加が認められる予定です．

(a) 必要なアレルギー用食品は牛乳アレルギー児用の牛乳アレルゲン除去調製粉乳だけ

　牛乳アレルゲン除去調製粉乳以外には特別なアレルギー用食品はいりません．本当に敏感な食物アレルギー児にとって，アレルギー用食品の安全性は決して高くありません．以前から，アレルギー用食品店で購入したアレルギー用食品によりアレルギー症状が出たという訴えが多くありました．特定原材料に指定された成分の検出ができるようになってからは，アレルギー物質の混入であることを確かめることができるようになりました．

　アレルギー物質の表示を正しく読むことは容易ではありません．製造が下請けに出されていて乳成分が混入した例や，小麦タンパク質であるグルテンを添加した米パンが小麦アレルギー用のパンとして売られていたこともあります．これらは表示をきちんと理解できていなかったことが原因と考えられます．タンパク質，グルテンの含有量が少ないとして売られている「高度製粉小麦粉」には通常の小麦粉より多くのグリアジン（小麦の主要タンパク質の1つでグルテンを形成）が含まれていることもわかりました．販売業者の認識不足によるものと考えます．このような例をあげればいくらでも出てきます．乳タンパク質の表示の見落しも多いのが現状です．

普通の食品売り場で表示を見て購入するほうが安全

　アレルギー用食品よりは，スーパーで売られている食品で特定原材料のアレルギー表示をしっかりと見て原材料に除きたい食品が使用されていないことを確認して選ぶほうが安価かつ安全です．表示をきちんと理解して安全管理をしっかりとしている会社の商品を選びましょう．

　「いつも購入している5大アレルゲン（当時の特定原材料5品目）除去のウインナーを子どもが食べたら，じんま疹と呼吸器症状が出現した」といって，牛乳アレルギー児の保護者がそのウインナーを持参されたことがありました．そこで，そのウインナー中の牛乳タンパク質を測定してみることにしました．その結果，乳成分が「乳」と表示しなくてもよい濃度の上限の10倍以上入っていたことがわかりました．これは生産過程で混入したのが原因と考えられます．その牛乳アレルギー児はその後，アレルギー用食品としては売られてはいないものの，原材料に「乳」の表示がなく，スーパーでいつも安売りされている大手メーカーのウインナーを摂取しており，その後は1度も事故はありません．大変よく売れている商品なので，事実上，専用の製造ラインで作られているため混入がみられないのではないかと推察しています．

　ある有名メーカーのカレールーには乳成分が入っていなかったのですが，一時，乳成分が加わりました．牛乳アレルギー児の母親がお客様相談室に訴えたところ，約1年後には再び乳成分の含まれないカレールーがスーパーの棚に並ぶようになりました．

　厳重な安全管理の下，他の製品と生産ラインを別にし，卵・乳・小麦・そば・落花生・えび・かにを含まないとする製品もあります．この会社の製品はスーパーで普通の商品と一緒に売られていて安価であり，企業努力がうかがえます．冷めてもおいしいレトルトのカレーなどは旅行や宿泊行事のときの代替食として便利です．通常の食品と変わらぬ価格であるのもありがたいです．

3 家庭料理は卵，牛乳，小麦を使わないレシピの宝庫

　ごく普通の家庭料理を見直してみましょう．卵，牛乳，小麦を使わないレシピはいくらでもあります．小麦アレルギーでも醬油は使用できます．大豆，小麦，塩を原材料とする普通の醬油を用いて調理します．

　和食はもちろんですが，洋風料理にも中華料理にも，卵，牛乳，小麦を使わないレシピがたくさんあります．今風にアレンジせずに，基本通りに作るのがコツです．

(a) 主菜（魚料理，肉料理）

- 旬の魚を使ったお造り，塩焼き，煮魚，照り焼き，から揚げ，ホイル焼き，鍋など，魚類は何でも可能です．旬のおいしい魚を食べましょう．少し大きくなれば甲殻類を使う料理も食べることができます
- 肉類は焼いたり，野菜と煮込む場合には，卵，牛乳，小麦は用いなくても調理できます．ステーキもバターを使わなければ摂取できます．すき焼き（生卵はつけない），しゃぶしゃぶなどのご馳走にも卵，牛乳，小麦は使いません．子どもたちの好きなから揚げや肉じゃがも卵や小麦粉は使用しません．お肉をしっかりと煮込んだポトフは小さなお子さんの取り分け料理にも使えます
- つなぎに一工夫でお料理の幅が広がります．ハンバーグステーキなどのひき肉料理もつなぎの卵やパン粉を用いなくても作れます．卵のかわりに片栗粉を用いたり，ロールキャベツやピーマンなどの野菜詰めにするのも一方法です
- 家庭で作る中華料理は卵，牛乳，小麦を使わないでも作れます．酢豚やホイコーロー，八宝菜など，卵，牛乳，小麦を使用しない定番料理がたくさんあります．チンジャオロースやエビチリなどはおいしさを閉じ込めるために卵を使うことが多いのですが，卵を使用しないで片栗粉（馬鈴薯でんぷん）のみ用いて作ることができます．ニンニク，生姜，唐辛子，その他の香味野菜を使用します．オイスターソース，豆板醬，テンメンジャンなどの調味料には本来は小麦粉を使用していませんが，調味料会社のものには小麦粉が使われているものがありますので，表示を確認して使います
- 八宝菜にはうずら卵を入れますが，うずら卵の水煮には鶏卵抗原が検出できません．それでも心配な場合には，入れないでおきましょう（表 2-1）

(b) 副菜，汁物，サラダ

- 豆腐料理や厚揚げなど大豆製品は主菜にも副菜にも使えます．納豆は発酵食品なので抗原性が低くなっています
- 野菜の煮物は大活躍します．出汁は昆布，かつお節，干ししいたけを用いて，季節の野菜を煮ます．魚や肉と一緒に調理すると主菜になります
- しっかりと出汁を取り，うす味で整えた具だくさんの吸い物や味噌汁は野菜嫌いの子どもにも好評です
- 生野菜や温野菜のサラダには旬のものをしっかりと取り入れましょう

A　特定原材料を使用しないレシピが多いことに気付くことが基本

表 2-1　鶏卵特異的抗体で評価したうずら卵 1g 中の抗原量

		従来法 OVA	従来法 OM	FASPEK®
うずら卵	生	22 mg	12 mg	37 mg
	2 分ゆで	0.45 μg	7.5 μg	46 mg
	5 分ゆで	< 0.4 μg	4.7 μg	42 mg
	12 分ゆで	< 0.4 μg	1.7 μg	40 mg
	水煮	< 0.4 μg	< 0.4 μg	24 mg
鶏卵	生	210 mg	170 mg	141 mg
	12 分ゆで	24 μg	20 mg	146 mg

● 本来のマヨネーズは生卵黄を用いていますが，卵白もわずかに混入しています．このマヨネーズで症状が出なくても，全卵を用いているマヨネーズでは，卵白が多く含まれていますので注意しましょう．表示の確認をします．卵白の混入の程度が高いほどアレルゲン性が高くなります．ドレッシングにも生卵白が使用されている場合がありますので要注意です．表示を確認しましょう．手作りも難しくはありません

アレルギーと紛らわしい症状を避けるための工夫

合わせ調味料などの表示を見るとよくわかるのですが，いろいろな添加物が使用されています．添加物により，アレルギーと紛らわしい反応が起こることがありますので，使わないようにします．表示もれもいまだにあります．

栄養指導で求められているのは具体的な指導です

病院や保健所において食物アレルギー児の栄養指導や食事についての相談を受けたり，給食において献立の提案をするのは（管理）栄養士であることが多いのですが，求められているのは，単に「卵を除きましょう」という抽象的な指導ではありません．食物アレルギー児をもつ母親が求めているのは具体的な指導です．具体的なレシピであり，具体的な調理法です．

お料理好きで，日常的に作る家庭料理をもとに指導する力が求められています

栄養士自身が経験したことがないことを指導しても母親にはすぐにわかってしまい，栄養士に対する信頼は半減します．具体的に料理の仕方についてお話し，質問に対してもきちんと答えることが求められています．もちろん，摂取できない食品の栄養面での補いについての知識は必要ですが，料理好きで，目の前の食材を用いて簡単な家庭料理の作り方を提案できる力がまず第一に求められています．

最近の管理栄養士育成のカリキュラムでは，以前に比べると正確な医学知識習得と調理能力がないがしろにされている印象が強くあります．管理栄養士は本来であれば食物アレルギーの治療における強力な協力者であるはずなので，残念でたまりません．

B 家庭料理における低アレルゲン化と健康への配慮

Point
- 調理の方法によって抗原性が低下する食品があります
- 加工食品は品質管理能力の高い会社の製品を，特定原材料のアレルギー表示を確認して購入しましょう
- 食物アレルギー児のための食事への配慮は健康的な食生活につながります

1 調理により抗原性が大きく低下する食品とほとんど変わらない食品

　同じ食品を同じ量用いても，調理方法や，副材料により抗原性が異なってくることが研究の結果わかりました．ここではその特徴をあげ，栄養面での配慮もあわせて記載します．詳しくお知りになりたい方は『乳幼児の食物アレルギー』（診断と治療社，2012）第5章をお読み下さい．

(a) 加熱調理により抗原性が大きく変わる食品
①卵
　卵は加熱により抗原性が低下しやすいため，十分な加熱調理により摂取可能となることが多くあります．加熱調理や副材料による卵の抗原性の変化のポイントをお示しします．詳しくは本書の第4章（p.74）と『乳幼児の食物アレルギー』第5章をご覧ください．
- 卵白アルブミン（OVA）の加熱による抗原性の低下には，凝固が大きな役割を果たしています．代表的な加熱卵料理である12分固ゆで卵と炒り卵（3分間）のOMの抗原性はほぼ同じですが，OVAの抗原性は約800倍異なります（表4-2参照，p.76）
- 小麦粉や米粉などの副材料を用いてOVAの凝固を妨げると，加熱によりOVAもオボムコイド（OM）もほぼ同等に低アレルゲン化します（表4-6参照，p.80）
- 調理温度と食品の中心温度の関係
　卵を使用したケーキ類では加熱温度にかかわらず，中心温度は100℃止まりですが，高温で焼くと中心温度が100℃になるまでの時間が短くなります（図4-1参照，p.77）
- OVA，OMともに，中心温度が100℃近辺の時間が長く続くほど，抗原量が低下します
- クッキーのように薄いものでは，ケーキなどに比べて調理温度の影響を大きく受けます（表4-4参照，p.78）

②野菜・果物
　野菜・果物アレルギーの多くは花粉症のある人に口腔アレルギー症候群として発症すること

が知られています．野菜・果物の抗原性は加熱や消化により失活しやすいのが特徴です．そのため，生の野菜・果物で症状が出た場合でも，加熱調理したものは摂取可能であることが大半です．りんごアレルギーでも焼きりんごやアップルパイは摂取可能な場合が多いのは，そのよい例です．一方，バナナや桃など，熱や消化酵素に安定な抗原を有するものでは，加熱による低アレルゲン化が期待できません．

野菜・果物アレルギーと野菜・果物中の薬理活性物質による症状とを区別する必要があり，薬理活性物質による症状を起こさないためには，野菜類はたっぷりの塩水でゆでるなど料理の基本通りの灰汁抜きを行ってから調理することが大切です．

(b) 調理によっても抗原性が卵ほど大きくは変わらない食品，加水分解や発酵により抗原性が変わる食品

卵や果物以外の食品は，調理によってそれほど大きくアレルゲン性が変化することはありません．それでも若干低下する場合や，高圧調理により低下する場合があります．おもな食品の調理によるアレルゲン性の低下について簡単に述べてみます．

① 牛乳

牛乳の主要抗原のうち，β-ラクトグロブリンは加熱により不溶化しやすく，見かけ上は抗原性が低下しますが，卵白アルブミンの場合ほど顕著ではありません．

牛乳のもう1つの主要抗原であるカゼインは，牛乳タンパク質の約80%を占め，ほとんどの牛乳アレルギー児が反応します．100℃においても凝集することがなく，加熱による抗原性の変化は全くといってよいほどないため，加熱調理による低アレルゲン化は期待できません（表4-5参照，p.79）．

カゼインの低アレルゲン化には加水分解が有効です．実際，牛乳アレルギー児に対して牛乳アレルゲン除去調製粉乳として用いられているカゼイン加水分解乳は，この性質を利用して調製してあります．

牛乳の加熱調理や副材料による抗原性の変化のポイントを示します．詳しくは本書の第4章（p.78）と『乳幼児の食物アレルギー』第5章をご覧ください．

- β-ラクトグロブリンは加熱や小麦粉を副材料として用いた場合に不溶化して抗原性が低下しますが，カゼインは不溶化しないため加熱しても抗原性が変わりません（表4-8 p.81，表4-18 p.104参照）
- カゼインは加熱や副材料による不溶化が起こらず抗原性が低下しにくいですが，プロテアーゼによる加水分解を受けやすく，牛乳アレルゲン除去調製粉乳はこの原理を用いて作られています（表4-7参照，p.80）

② 小麦粉

調理による低アレルゲン化は若干認められるのみなので，通常の調理法では，小麦アレルギー児が摂取可能な程度にまで小麦粉を低アレルゲン化することはできません．そのため，小麦に対する過敏性が非常に高い児に給食を提供する場合には，調理過程で小麦粉が混入しないよう

に別の場所で調理するなどの注意が必要となります．

　醤油中の小麦は醸造過程でアレルゲン性が非常に低下しており，微量の小麦でアナフィラキシー反応を起こすような過敏性の高い症例でも使用可能です．きちんと醸造した醤油を使いましょう．

③大豆

　もともと調理して摂取する食品であり，抗原性の強さの評価が難しく，調理方法により抗原性が低下したというデータはありません．

　豆乳アレルギーがあっても豆腐では症状を起こさないことが多く，にがりによるゲル化を受けることにより，口腔粘膜からの吸収が悪くなることと，抗原性自体の変化の可能性が考えられています．小児においても吸収のよい豆乳の直接摂取には注意が必要です．

　大豆も発酵による低分子化によりアレルゲン性が低下するといわれていますが，小麦ほどではないためか，醤油で症状が出る例もあります．

④米

　常に加熱して食べます．即時型反応はまれですが，タンパク質食品を摂取せず雑穀と野菜のみを摂っていた症例で経験したことがあります．4歳児で，イムノキャップ®法による米特異的IgE抗体が100 UA/mL以上かつヒスタミン遊離試験クラス4で抗原濃度が5 ng/mLでも50％以上のヒスタミン遊離率を示しました．このような症例でも超高圧処理炊飯米の隔日摂取は可能でした．

　非即時型反応症例も含めて，多くの軽症例では二度精米の白米で対応できますが，二度精米によっても症状が出現する場合には，超高圧処理炊飯米など市販の低アレルゲン化米を用います．

　小児では低アレルゲン化米が必要なことは極めてまれですが，成人の重症アトピー性皮膚炎で効果がみられたことが報告されています．

(c) その他の食品の抗原性

①魚類

　現代の乳幼児の食生活において，ビタミンDの主要な供給源として，またアレルギー炎症を抑制する脂質の主要な供給源として魚の摂取は必要です．多種類の魚により症状を起こす場合でも，缶詰の魚肉やかつお節の出汁は使用可能なことがほとんどです．缶詰では高圧下で高温加熱がなされているため，通常の加熱調理では摂取できない魚でも，タンパク質が変性しているために摂取可能になると考えられます．ツナ缶がそのよい例です．

　魚類間で検査上は交差抗原性が認められても臨床症状を起こすとは限らず，摂取可能な場合があるので，必ず個々の魚について摂取可能かどうか，負荷試験により確認する必要があります．症状を起こさずに摂取できる魚を食べていくことにより，摂取可能な魚が増え，魚アレルギーが治っていきます．治りやすい食物アレルギーの1つです．

表 2-2 牛乳イムノキャップクラス 2 以上陽性 27 例（3 か月～17 歳）における牛乳コンポーネントタンパク質特異 IgE 抗体陽性率

抗　原	陽性率
カゼイン	100.0%
ラクトフェリン	74.1%
β-ラクトグロブリン	51.9%
α-ラクトアルブミン	44.4%
牛血清アルブミン	40.7%

②魚卵

　魚卵で即時型反応を起こす例もあるので，幼少時にはイクラなど生の魚卵は与えないほうがよいでしょう．子持ちの魚を煮付けた場合の魚卵では症状が出ない場合がほとんどですが，離乳食として与える場合には，子持ちでないものを選ぶのも 1 つの方法です．鶏卵アレルギーとは原因タンパク質が異なりますので混同しないようにしましょう．

③牛肉

　牛乳アレルギーの約 40% の症例は牛肉の血液中の牛血清アルブミンと交差抗原性を示します（表 2-2）．しかし，牛血清アルブミンは加熱によりアレルゲン性を失いやすく，十分に加熱調理した牛肉によりアレルギー症状を起こすことはまれなので，十分に加熱すれば牛乳アレルギーがあっても症状を起こさずに食べることができます．

2　食物アレルギー児のための食事への配慮は，生活習慣病の予防にもつながる

(a) 昆布とかつお節などの出汁で家族も健康に

　アレルギー物質の食品表示が義務化された 2002 年（平成 14 年）までは，微量で即時型反応を起こす重症例では，念のため加工食品の摂取を避けるように指導せざるをえませんでした．特にインスタントの調味料に関しては情報が少ないために，使用を避けて，料理の基本通りに昆布，かつお節，しいたけ，鶏ガラ，肉類や魚介類からの出汁やスープを取るように指導していました．

　これが思わぬ効果をもたらしました．昆布とかつお節から出汁を取るようにしたら，家族の高血圧がよくなったという話を多くの食物アレルギー児の保護者からうかがいました．この当時は子どもに食物アレルギーがあると，インスタントの調味料の使用をやめざるをえないため，その中に含まれるグルタミン酸ナトリウムの摂取量が減ったためです．高血圧に塩分がよくな

いということはよく知られていますが，悪さをするのはナトリウムなのです．塩化ナトリウムである食塩とは異なりグルタミン酸ナトリウムは塩辛くありません．そのために使い過ぎることがあります．

また，多量のグルタミン酸ナトリウムを含んだ中華料理を食べた人に悪心・頭痛・めまい・しびれ・胸部圧迫感などが現れ，中華料理症候群（Chinese restaurant syndrome）として注目を浴びたことがあります．これは通常の摂取量の数倍のグルタミン酸ナトリウムを摂らないと起こりませんが，逆に考えると，この物質はg単位で摂取してしまうことがあるというのが，大きな問題です．

インスタントの調味料や加工食品に頼らずに，昆布とかつお節，しいたけによるおいしい出汁を取り，米を主食として新鮮な野菜，魚，肉類，大豆製品などを用いて調理をすれば卵，牛乳，小麦アレルギーの食事を作ることは難しくありません．ただし，牛乳アレルギーの場合にはカルシウム源としてアレルギー用ミルクによる代替が必要です．

(b) 脂質の上手な摂り方

近年の脂質に関する問題は，単に脂質エネルギー比が増えただけということだけではなく，あるいはそれ以上に中身の問題なのです．アレルギー炎症や生活習慣病の予防のためには，脂質の摂り過ぎを避けることだけではなく，必須脂肪酸として食品から摂らなければならないn-6系多価不飽和脂肪酸とn-3系多価不飽和脂肪酸の摂り方を考える必要があります．いろいろな食材と植物油のn-6/n-3比を表2-3，表2-4に示します．

絶対値も重要で，『日本人の食事摂取基準2015年度版』にはn-6系およびn-3系多価不飽和

表2-3 おもなタンパク質食品に含まれる多価不飽和脂肪酸のn-6/n-3比

食品	n-6/n-3比
サバ	0.1
サンマ	0.1
イワシ	0.1
アジ	0.1
サケ	0.1
アサリ	0.2
タコ	0.2
糸引き納豆	4.7
絹ごし豆腐	7.2
鶏肉（もも）	8.1
鶏肉（ひき肉）	8.8
牛肉（肩ロース）	11.0
豚肉（ひき肉）	20.9
豚肉（もも）	22.4

表2-4 植物油のn-6/n-3比

油	n-6/n-3比
なたね油	2.0
大豆油	6.7
オリーブ油	13.0
米ぬか油	26.2
パーム油	32.1
コーン油	33.7
ごま油	74.8
ひまわり油	99.9
綿実油	113.9
落花生油	175.2
べにばな油	382.4

脂肪酸の目安量が示されています．年齢により異なりますが，3〜5歳児を例にとりますと，n-6系多価不飽和脂肪酸の目安量は男児では7g／日，女児では6g／日，n-3系多価不飽和脂肪酸の目安量は男児では1.3g／日，女児では1.1g／日です．

　植物油にはn-6系多価不飽和脂肪酸がn-3系多価不飽和脂肪酸の2倍から400倍近く含まれています．油と肉類をよく摂るようになった現代では，n-6系多価不飽和脂肪酸を摂り過ぎる傾向があります．一方，n-3系多価不飽和脂肪酸を含むおもな食品は，脂ののった魚と植物油です．表2-3でアサリ，タコのn-6／n-3比は一見，魚と同じようですが，全体の脂質が少ないために絶対量は極めて少なく，食事全体に及ぼす影響はわずかです．魚は背の青いものに限らず，脂がのっているものではn-3系多価不飽和脂肪酸が多く，白身の魚でもタイやハモなどの脂ののったものにはn-3系多価不飽和脂肪酸が多いのですが，タラやヒラメなどには脂質自体がほとんど含まれていません．

　現代の食事において，適正なn-6／n-3比となるように多価不飽和脂肪酸を摂るにはどうすればよいでしょうか．1つの方法としては植物油を減らし，使用する場合には，リノール酸の含量が少なくn-6／n-3比の低いなたね油か大豆油を少量使用し，肉類よりは魚を多く食べるようにするとよいでしょう．給食では魚料理が少ないので，家庭の食事で半分は主菜を魚料理にするのが理想です．

n-6／n-3比の落とし穴

　脂ののった魚はn-6／n-3比がとても低く，アレルギー炎症や生活習慣病を抑えるのによいのですが，ここには落とし穴が2つあります．

　1つは脂ののった魚にはn-3系多価不飽和脂肪酸だけではなく飽和脂肪酸も多く含まれています．そのため，いくら体に必要なn-3系多価不飽和脂肪酸を多く含むからといって食べ過ぎはよくありません．

　もう1つは，多価不飽和脂肪酸は酸化されやすいということです．これも日本人の食事においては昔の人の知恵により解決されています．青背の魚を食べるときには生姜などの抗酸化作用の強い薬味を添えたり，一緒に調理するのは非常に理にかなった調理法なのです．

C 卵，牛乳，小麦を含まない食事作り

Point
- 卵，牛乳，小麦を含まない家庭料理が多いことに気付きましょう
- 家庭料理用のお出汁を取ることは簡単です
- 昆布・かつお出汁と基本的な調味料をベースとして香味野菜や薬味，香辛料を上手に活用しましょう
- 日本の四季に合わせた旬の魚と野菜を用いると，バラエティー豊かな食事作りが可能です
- 親子の取り分け料理も上手に活用しましょう
- 栄養面ではカルシウムの不足が問題となりますので，牛乳アレルゲン除去調製粉乳を用いましょう

　卵，牛乳，小麦を使用しない食事を作るためには，まず，醤油中の小麦抗原が醸造の段階でほぼ完全に分解されており抗原性を示さないことを理解し，その他の調味料も基本的なものには卵，牛乳，小麦が使われていないものが多いことをまず確認しましょう．現代では便利な合わせ調味料が多く市販されていますが，香味野菜や薬味を上手に使い，年齢に応じて使用可能な香辛料を用いますとおいしい料理を作ることは可能です．栄養面からアレルギー用食品として牛乳アレルゲン除去調製粉乳（アレルギー用ミルク）が必要となります．

　卵，牛乳，小麦を原材料として用いなくても旬の野菜や魚を利用しますとご馳走を作ることができます．食物アレルギー児こそ，素材の味を楽しんでおいしい食事を摂ることができ，健康的な食生活を送ることができるようになります．

1 必要最小限の食品除去をうまく行うコツ＝原材料として用いないレシピ作りのコツ

　必要最小限の食品除去を行うためには，原因と診断された食品を使用しない食事を作ることが必要となります．普通の食事に欠かせない食材である，卵，牛乳，小麦を用いないで料理を作ることは難しいことではありません．問題は，これらの食品が多くの加工食品やインスタント調味料の原材料として用いられていることでした．アレルギー物質の食品表示制度ができてから10年以上が経過した現在では，この制度も軌道に乗り，表示を正しく読むことにより，原材料として原因食物を使用していないことが確認できれば，加工食品も使用することが可能になりました．

　2009年（平成21年）に京都市内の保育園を対象に，給食における食品除去の実態調査を行ったところ，即時型反応を経験した乳幼児においても，乳児期発症の食物アレルギーの関与するアトピー性皮膚炎と診断されている乳幼児においても，原因食品として最も多かったのが卵で

あり，牛乳，小麦がそれに続き，この3食品で3/4以上を占めていました（第1章図1-5, p.11）.

卵，牛乳，小麦は卵料理，牛乳・乳製品，麺類・パンとして摂取されるだけであれば，摂取を避けることは容易ですが，いずれもそれぞれの食品のもつ，色，おいしさ，調理上の特性を生かしてさまざまな形で用いられています．多くの場合には単に使用しないで作ることもできますが，小麦粉の代わりに馬鈴薯でんぷん（いわゆる片栗粉）を使用するなど，他の食品で代替することが必要な場合もあります．

卵，牛乳，小麦はさまざまな加工食品中に含まれていますので，加工食品を用いるときにはアレルギー物質の食品表示の読み方を熟知することが大切です（第1章参照，p.22）．

原材料として用いないこと，調味料の表示を確認することにより容易にレシピ作りができます

特定の食品を除去するためには，
①その食品を食材として用いずに調理すること
②食品のもつ調理特性を調理上の工夫または他の食品により補うこと
が必要となります．

卵，牛乳，小麦を使用しないレシピを作れば，他の特定原材料4品目やその他の除去が必要な食物を含まないレシピは簡単にできます

卵，牛乳，小麦を使用しないレシピには工夫が必要です．その他の特定原材料である，えび，かに，ピーナッツ，そばを食材として使わないことは容易です．加工食品を用いるときには，特定原材料の表示を確認します．

特定原材料以外の食品の除去が必要な場合でも，加工食品を用いなければ原材料として使用しないレシピ作りは極めて容易にできます．加工食品に関しては，特定原材料に準ずる20品目の表示は義務ではなく推奨であり，必ずしも表示されているとは限らないことを理解しておくことが必要です（第1章表1-4, p.22）．

そのため，ここでは卵，牛乳，小麦を使用しないレシピ作りについて述べることにします．

2　基本的な出汁の取り方をマスターしましょう

家庭で和風出汁や洋風のスープを取ることにより，インスタント調味料によく使用されている乳糖中の乳タンパク質（乳糖の使用量自体が少ないので微量です）や，卵白で灰汁取りをしたスープ中のオボムコイド（ここには相当量のオボムコイドが含まれます）を避けることができます．

(a) 和風出汁の取り方

これまでの筆者の経験からは，最重症の食物アレルギー児でも魚アレルギー児でも，昆布，かつお節の出汁で調理した食品を摂取することはできます．

①昆布出汁

昆布の表面のホコリや汚れを乾いた布巾でふきとるか，さっと流水で洗い流す．鍋に入れ水を注いでしばらくおいてから（冬季は1時間半，夏季は20～30分，時間がなければ直前でも可）火にかける．65℃で10～15分煮出すと料理本には書いてあるが，家庭では沸騰直前にひき

あげてもよい．水2Lに昆布20gが基本であるが，昆布の量は適当でよい．5cm角程度に昆布を切って缶に入れておき，そのときの必要な出汁の量に応じて数枚使用するか，一度に数日分作りおきしてもよい．

② 一番出汁

水2Lに真昆布20g入れ昆布出汁を取り，沸騰直前で昆布を取り出して火を止めたところにかつお節の削ったもの80g〔まぐろ節があればかつお本枯節（血合入り）とまぐろ枯節（血合い抜き）を半量ずつ〕を入れる．削り節が沈み，灰汁が出てきたら丁寧に取り除く．これを布巾で濾したものが一番出汁であり，料亭の清し汁に用いる．

③ 二番出汁

一番出汁を取り終えた昆布と削り節に水2Lを注ぎ，火にかけ沸騰したらかつお節（とまぐろ節）を削ったものを60g加えさらに10分加熱する．布巾で濾し，しっかりと絞って出汁を取る．

④ 干ししいたけ出汁

干ししいたけ10個を一晩水に漬け，漬け汁をいったん捨て，新たに水1.8Lを注ぎさらに一晩おき，しいたけを取り出す．お煮しめ用である．

⑤ 家庭で簡単に取る昆布・かつお出汁

昆布をさっと水洗いし，水に10分程度漬けておいたものを弱火にかけ沸騰直前で火を止めて取り出す．そこへかつお節の削り節を入れ再沸騰させ火を止め，布巾かクッキングペーパーで濾す．削り節が混じっても構わないときにはお箸でからめ取る程度でもよい．小袋に入った削り節を数袋使用してもよい．

3 調味料の使い方

醸造した醤油の原材料として小麦を使いますが，醸造の段階で分解されるため，抗原性は残っていません．実際に最重症の小麦アレルギー児でも普通の醤油を使用できます．ウスターソース，トマトケチャップなど昔から使用していた洋風の調味料や，オイスターソース，豆板醤などの中華料理の調味料にも，本来は卵，牛乳，小麦は含まれていません．最近は，付加価値を付けるために，さまざまなものを入れた合わせ調味料が売られるようになりましたので，アレルギー物質の食品表示を常に見る習慣を付けておくことが必要です．

調味料はできるだけシンプルなものを基本として購入し，香味野菜や香辛料を上手に用いて自分で味付けをするようにすると，食物アレルギー児でも食べることができる料理の幅が広がります．

手間のかかる下ごしらえや煮込みの段階で，香味野菜や香辛料を用いた魚や肉類を取り分け料理として用いる場合には，実際に食べる料理中に残る量がわずかであるため，乳幼児でも食

べることができますが，味付けの段階では，香味野菜や香辛料は離乳食や幼児食には使用しません．

(a) 離乳食

離乳食は精白米や野菜類から始めます．この時期には調味料を使わずに素材のおいしさで摂取することができます．薄めの昆布出汁から開始し，野菜の煮物の大人の取り分け料理をする頃には昆布・かつお出汁を用います．多くの乳児はお出汁と野菜のもつおいしさだけで喜んで食べます．この時期に本物の「うまみ（Umami）」を覚えさせましょう．

夏季の食欲が落ちたときには，醤油をほんの少し加えるだけでおいしさが増し，よく食べるようになります．大豆，小麦，塩を原材料として醸造した醤油には小麦の抗原性が残っていませんので，乳児でも必要であれば使用できます．

離乳期の野菜の煮物には砂糖を使用しないことを原則とします．砂糖を使用しないと醤油の使用量が減り，薄味の習慣がつきます．この時期によい食習慣をつけましょう．

魚，肉類を使用するようになりますと，魚や肉類からのうまみ成分が加わり，いろいろな味を知ることになります．これらのうまみ成分を十分に知るためにも，調味料はできるだけシンプルなもの（塩，醤油，トマトケチャップなど昔から使用しているもの）を少量だけ使用します．

両親からの取り分け料理では，魚や肉類の下処理や煮込むときにみりん，日本酒，ワインや香辛料，香味野菜を使用しますが，できあがった魚料理の味のしみ込んでいないところを食べさせたり，煮込んだ肉類を調味料を入れる前に取り出して，出汁やスープで野菜と煮込めばアルコールが残ることはなく，香辛料や香味野菜の影響もほとんどなくなります．

この時期には和食が主体となることが多く，アレルギー物質が検出できない普通の醤油が活躍します．

(b) 幼児期以降

大きくなるにつれ調味料のおいしさを知るようになってきますと，調味料を使わざるを得ません．基本的な調味料である醤油が使えることは先に述べた通りです．昔からあるトマトケチャップ，ウスターソースには卵，牛乳，小麦が原材料として使用されていません．

ただし，本来はトマトだけで作ってあるはずのケチャップに付加価値を付けているもののなかには，小麦粉が含まれているものがあったり，醤油にもさまざまな物質が添加されていることがあります．本来の醤油，トマトケチャップ，ウスターソースはスーパーなどで手に入るものばかりですので，購入する商品を決めておくとよいでしょう．この場合にも，商品の原材料は予告なく変化することがありますので，購入するときにはその度ごとに表示を確認する習慣をつけましょう．

ショウガ，ニンニクなども使用することにより，合わせ調味料を使用しなくてもいろいろな味を楽しめるようになります．

4　よく使う加工食品の選び方

　特定原材料のアレルギー表示が定着するまでは，卵，牛乳，小麦アレルギーの子どもの食事を作るためには，「念のために」加工食品やインスタント調味料は使用しないように指導せざるを得ませんでしたが，表示制度が定着してきた現在，加工食品選びは難しくなくなりました．よく使う加工食品の選び方について述べます．

　保育園では手作りの家庭料理が基本となっています．2009年に京都市内の保育園で使用されている加工食品を調べたことがありますが，かなり限られたものだけが使用されていました（図2-1）．ハム，ベーコン，ソーセージ，ちくわ，かまぼこ，はんぺんなどがあげられていました．インスタントの調味料も和風だしの素はほとんど使用されておらず，昆布，削り節，干ししいたけによる出汁が取られており，鶏ガラスープも自園で取っている園のほうが，鶏ガラスープの素を使用している園よりも多いのが現状です．

ハム，ベーコン，ソーセージなど食肉加工食品

　原材料まできちんと教えていただける信頼できる肉屋さんで購入するか，デパート，スーパーなどで原材料表示のあるパック入りのものを購入するのが安全です．"アレルギー用"として売られているものである必要はありません．これらの加工食品は保育園や学校の給食でも使用されることが多いのですが，園や自治体によっては，全員が卵，牛乳，小麦を含まないものを使用している場合があります．安全性の確保の観点から大変よい方法であると考えます．

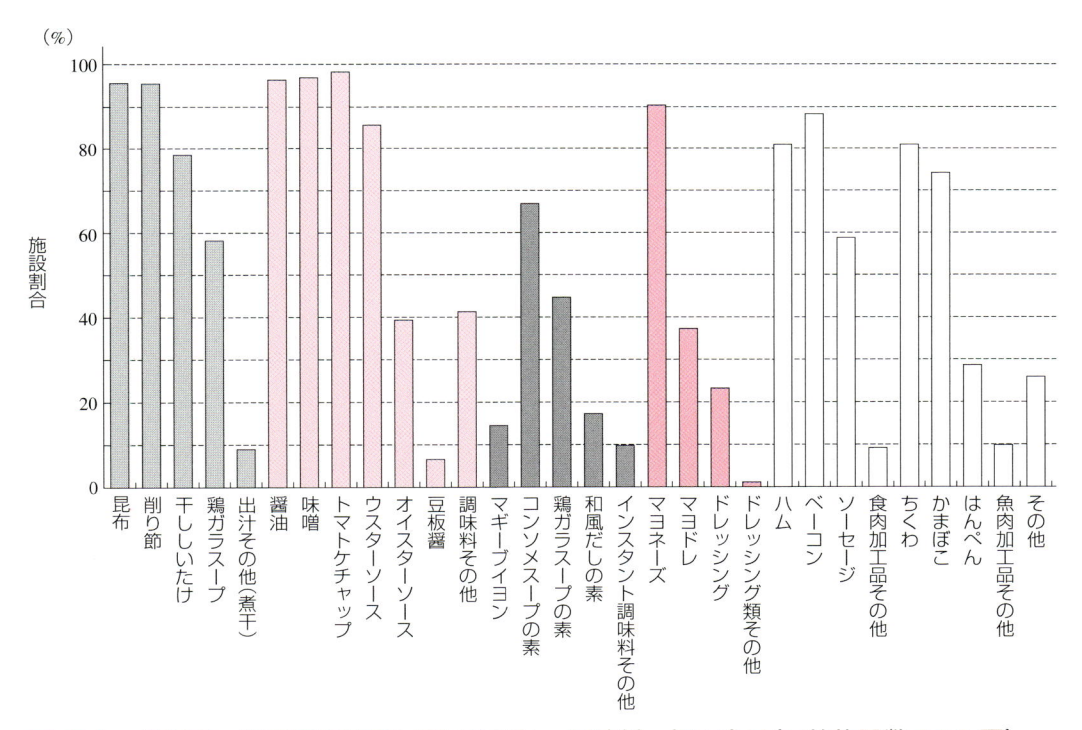

図2-1　保育所・保育園で使用している出汁，調味料，加工食品（回答施設数112園）

練り製品

　かまぼこやちくわなどの練り製品には，卵や小麦が使用されているものが多いので，購入するときにはきちんと確かめましょう．容器包装されているものは，アレルギー物質の表示をよく見て購入します．

インスタント調味料

　インスタント調味料の代表であるコンソメスープの素は便利ですが，しばしば乳糖や小麦が含まれています．ただし，使用されている乳糖自体が少量であるため，1食分中に含まれる乳タンパク質で症状を起こすのは重症の牛乳アレルギーに限られます．調味料により含まれる乳タンパク質の量はさまざまであり，1食分に1mg程度含まれる場合もあります．重症の牛乳アレルギーの場合には，主治医に相談して摂取可能と判断されれば使用します．避けるべきと言われたときには，原材料表示に乳糖の記載のないものを選ぶようにしましょう．

5　旬の食材を活用しましょう

　穀物や肉類には特に旬はなく，年中，手に入れることができます．一方，日本には四季があり，旬の野菜と魚があります．旬の食材を活用しますと，同じ調理法でも趣きが変わり，レシピが広がります．

　もともと卵，牛乳，小麦を使用しないか，使用しなくても使用した場合に比べて遜色のない味の料理はたくさんあります．

魚料理
- お造り，たたき
- 塩焼き
- 照り焼き（サワラ，ブリ，タチウオ，マナガツオ，ハモなど）
- ホイル焼き（サケや白身の魚）
- 煮魚
- 揚げもの（竜田揚げ）
- ソテー
- ムニエル風（小麦粉の代わりに馬鈴薯でんぷんを使用）

など．

野菜料理
- 季節の生野菜サラダ
- 季節の温野菜サラダ
- 筍の土佐煮，若竹煮
- ふきと厚揚げの煮物
- ラタトゥイユ
- 夏野菜の寒天寄せ
- なすとオクラの煮びたし
- かぼちゃの煮物

- さつまいものレモン煮
- ふろふき大根
- 青菜のおひたし
- 季節の炊き込みご飯

など．

魚と野菜料理
- ブリ大根
- 鯛と筍の煮物
- 生節とふきの煮物
- 鍋もの（つみれを入れるときにはつなぎに卵を使用しないで馬鈴薯でんぷんを使用する）
- 魚の甘酢あんかけ（魚の種類を代えることによりバランスがよくなる）

など．

肉料理
- ステーキ
- 鉄板焼き
- 豚肉のしょうが焼き
- 焼き豚
- 鶏肉のから揚げ

など．

肉と野菜料理
- 肉じゃが
- すき焼き（家族も生卵を付けないようにして薄味とする）
- しゃぶしゃぶ（牛肉，豚肉）
- 筑前煮
- ロールキャベツ（つなぎに卵を使用しない）
- 野菜の肉巻き
- ポトフ

など．

豆腐料理
- 冷やっこ
- 揚げだし豆腐
- 湯豆腐

など．

中華料理
- 酢豚
- マーボー豆腐
- 八宝菜
- 回鍋肉

C 卵，牛乳，小麦を含まない食事作り

- エビのチリソース（卵は使用しないで調理する）
- チンジャオロース（卵は使用しないで調理する）

など．

乾物を利用したお総菜
- 高野豆腐と干ししいたけの煮物
- ひじきと油揚げの煮物
- 切り干し大根の煮物

など．

6 親子の取り分け料理

　離乳期や低年齢児では，食材の軟らかさが食べるときのネックとなります．大人用の肉料理でもよく煮込む料理では，肉類が軟らかくなり味付けをする前に子ども用に取り分け，子どもの食べる力に応じて，そのまま，あるいはさらに煮込んだうえで薄味をつけます．

魚料理
　ほとんどの魚料理は取り分けができます．もちろん離乳食には脂の少ない魚から使用開始しますが，白身の魚でも鯛などの脂ののった魚を摂取できるようになれば，青背の魚も摂取可能です．煮魚，照り焼き，塩焼きなどでは調味料のしみていないところであれば，そのまま与えることもできます．離乳食のときにはお造り用の魚を湯がいたり，昆布出汁で炊いて与えることもできます．

ポトフ
　肉はさらによく煮込み，野菜も食べやすい硬さになるまで煮込み，薄い塩味を付けます．あるいは，薄い醤油味で肉じゃが風にすることもできます．

肉じゃが
　材料がある程度軟らかくなったら，いったん肉を取り出し，細かく刻んで昆布・かつお出汁のなかで野菜と一緒にさらに煮込み，少量の醤油と砂糖で薄く味付けをします．

カレー
　牛肉を先に十分煮込みます．じゃがいもを多めに使用します．さらに煮込み，じゃがいも，にんじん，玉ねぎが適度の硬さになった時点でいったん別皿に取ります．残りのじゃがいもを牛肉と一緒にさらによく煮込み，牛肉が軟らかくなったらじゃがいもをつぶしてとろみにします．そこへ取り分けたじゃがいも，にんじん，玉ねぎを戻し，塩で薄味に整えます．少し大きくなれば，少量のカレー粉を入れて風味付けをすることもできます．ケチャップ味にすることもできます．

鍋もの
　鍋ものでは魚やつみれ（卵は使用しないでつなぎには馬鈴薯でんぷんを用いて作る），野菜類を取り分けて摂取可能な形状になるまで煮込んだり，すりつぶして与えます．油脂類を使用できるようになれば，魚や肉のスープに野菜類を加えておじやを作ることもできます．

おでん

　ゆで卵を入れないで，練り製品も卵，小麦を使用しないものを選びます．卵アレルギーがある場合には，ゆで卵を入れる直前に取り分け，別鍋で煮込みます．離乳食の場合には，練り製品も入れる前に取り分け，野菜を食べやすい形に切り，さらにじゃがいもやにんじんなども加えて煮込み，最後に薄味に整えます．

第3章

離乳食の進め方

A 離乳食の進め方の基本

Point
- 乳児期は食物アレルギーを発症しやすい時期であると同時に治りやすい時期です
- アレルギーを起こすとして除去する食材が増えないよう配慮しましょう
- 離乳食は積極的に進めましょう
- 昆布やかつお節から取った出汁を上手に使いましょう
- 米飯を主食とした和食を心がけます

　食物アレルギーと診断された乳児は，離乳食の食材選びにおいて配慮が必要ですが，その他の点については，食物アレルギーのない乳児と同様に，2007年（平成19年）3月に厚生労働省より出された「授乳・離乳の支援ガイド」をもとに，離乳食を進めていきます．1～数種の食品（多くは卵，牛乳，小麦のいずれか）に対するアレルギーがあっても，もともと1品ずつ食材を開始していく時期ですので，アレルゲンと診断された食物以外の食材を利用して離乳食を開始していきます．食品除去というよりも"離乳食の進め方の工夫"で対応可能です．

1 離乳食の進め方への配慮が望ましい理由

　乳児期は消化能力も腸管の局所免疫能も未熟であるため，摂取した食物がアレルゲン性を有したまま吸収され，食物アレルギーとなりやすい時期です．もう1つ重要なことは，食物摂取によりアレルギー反応が起こると腸管の透過性が亢進し，さらに新たな食物アレルギーが成立しやすくなる可能性があることです．動物実験では，1つの食物でアレルギー反応が起こると，一緒に摂取する他の食物の吸収がよくなるというデータ（図1-3参照，p.8）やアレルギー反応をおさえる薬物を同時に与えると吸収がおさえられるというデータ（図3-1）があります．実際にヒトでも乳児期に発症した卵アレルギー児の経過をみると，新たな食物アレルギーの発症は乳児期が大半でした（図3-2）．

　離乳食を進めていく乳児期は，食物アレルギーによる症状が起こりやすいばかりか，新たな食物アレルギーが成立しやすい時期でもあります．そのため，離乳食の進め方を工夫することで新たな食物アレルギーの成立をできるだけ避ける必要があるのです．

2 食物アレルギーにも配慮した離乳食

(a) 離乳食を進めるときの注意
- 最初に与えた食品で口の周りに発赤や湿疹が出ることがあるが，食物アレルギーとは限らない

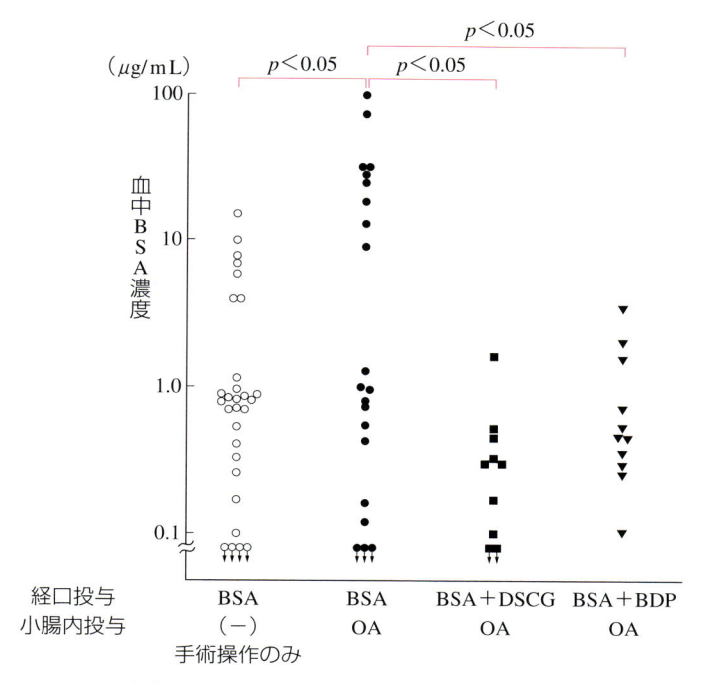

図3-1 食物アレルギーの存在が新たな食物アレルギーを作るしくみ

〔Turner MW, Boulton P, Shields JG et al.：Uptake of ingested protein from the gut, changes in intestinal permeability to sugars and release of mast cell protease II in rats experiencing locally induced hypersensitivity reactions. In：Chandra PK ed., Food Allergy. Nutrition Research Education Foundation, 1987：79-93 より一部改変して引用〕

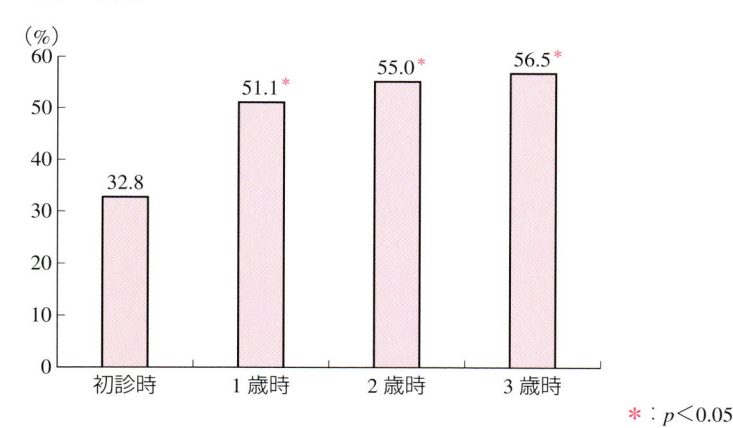

図3-2 3歳まで経過観察した乳児期発症の卵アレルギーの関与するアトピー性皮膚炎における累積複数食物抗原特異的IgE抗体陽性率(n=131)

〔伊藤節子：食物アレルギーと小児アトピー性皮膚炎．小児科診療 2000；**63**：12-17，伊藤節子：乳児期発症の食物アレルギーの関与するアトピー性皮膚炎．日小ア誌 2007；**21**：649-656，伊藤節子：食物アレルギー治療の基本と早期治療介入の重要性－．アレルギー 2011；**60**：1495-1503〕

A　離乳食の進め方の基本

- ●食物アレルギーと紛らわしい反応を避けるために気を付けること
    - ・野菜は基本通りの灰汁取りをする（水にさらす，塩水でゆでるなど）
    - ・魚は家庭での冷凍を避ける
    - ・アレルギー用調味料は本来は使用しないはずの物質を多く含むため，使用しない
- ●食物アレルギーの原因になりにくいものから開始する
    - ・食物アレルギーの頻度の低いもの：米，野菜，肉類など
    - ・選択肢の多い食品：魚など種類の多いもの
    - ・大豆製品は魚，肉類を摂取するようになってから開始するのも一方法
    - ・主食は米を中心にして 3 回食になってから小麦の主食を与える
    - ・卵は卵黄から開始
- ●基本的な出汁の取り方をマスターする

(b) 調味料の使い方
基本的な調味料は使用可能です

　卵，牛乳，小麦のアレルギーがあっても基本的な調味料である醤油・味噌，ウスターソース，トマトケチャップは使用可能ですが，調味料の開始は遅いほうが望ましいと考えます．食材のもつおいしさや，昆布やかつお節，干ししいたけなどの Umami を乳児期に覚えさせることが大切です．本物のおいしさを乳幼児期にしっかりと覚えさせておくと，薄味に慣れ，インスタント調味料などを好まなくなります．離乳食に飽きてきたとき，夏場など食欲が落ちてきたとき，魚や肉類は好むが野菜料理は食べようとしなくなったときなどに，味噌，醤油などの調味料を少量使用するだけで喜んで食べるようになります．調味料の使用は食事をいやがるようになったときの奥の手として取っておきましょう．

　市販のベビーフードは，購入者である大人の味覚に合わせて作られているため味が濃く，旅行中などに使用する場合にはお粥で薄めるなどの工夫が必要です．肉類なども一様に軟らかく調理されているので，日常的に用いるのは望ましくないと考えます．あくまでも外出時や緊急時用と考えましょう．

(c) 離乳食を進めていくときの目標
① 1 歳時に，アレルゲン以外の食材はできるだけ多くの種類を摂取することを目標とする

　1 歳の誕生日の頃には，アレルゲンと診断された食物以外の食物はできるだけ多くの種類を摂取することを目標とします．かつての厚生省が提案した 1 日 30 品目というのは，非常にわかりやすい指導法です．年齢に応じた食物を与えることが大切です．

　乳児期に与える必要がなく，食物アレルギーの原因となりやすい，そばやピーナッツなどは，この時期にはまだ開始する必要はありません．

(d) 離乳食〜幼児食へ
①調味料は上手に使う

　ウスターソースやトマトケチャップなど，昔からある調味料には卵，牛乳，小麦は使用され

ていないので，和風の味付けに飽きてきた場合には食物アレルギー児でも使用可能です．本来は使用しないはずのものが入っているアレルギー用の調味料は購入する必要はありません．

②香味野菜の活用
セロリなどの香味野菜も利用できます．特殊なアレルギー用調味料を使用しないことはQOLの向上に大きくつながり，経済的負担も少なくなり，また食品除去の解除をスムーズに行うためにも重要なことです．

3 食物アレルギーに配慮した離乳食の進め方のポイント

(a) 米飯を主食にした和食が基本
主食は精白米による米飯を中心とします．米飯を主食にすると野菜が摂りやすくなりますので，乳児期より野菜を摂る習慣をつけるのにも役立ちます．

(b) 出汁をしっかり取り，調味料は離乳食に飽きてきたときに使用開始
昆布やかつお節，干ししいたけなどでしっかり出汁を取ると野菜類をおいしく食べることができます．小麦アレルギー児でも醤油中の原材料として使用されている小麦は発酵により分解されてアレルゲン性がなくなっていますので使用可能です．昔からあるウスターソース，ケチャップには卵，牛乳，小麦が使用されていませんが，新製品についてはアレルギー物質の原材料表示を確認して使用します．

(c) インスタント食品やベビーフードは常用せず，新鮮な食材を用いて手作りすることが基本
アレルギー物質の食品表示をきちんと見て判断すれば市販のベビーフードなども使用可能ですが，味付けが濃いため，味覚の形成や薄味に慣れさせるという観点からは，日常的に使用するのは避けるほうがよいでしょう．旅行時など衛生面の管理が必要なときや離乳食を作ることができないときなど，困ったときに使う程度にするのが理想的です．

離乳食の作り方を指導する場合には，まず，出汁の取り方から始め，取り分け料理を上手に使うコツを教えるようにしましょう．離乳食作りが難しくないことを一度体験すると，実行できるようになります．裏ごしが必要なのは，離乳の初期だけです．

(d) 大人の食事からの取り分け料理を活用
離乳の開始時を除いて，離乳食だけを下ごしらえの段階から別に作るのは負担が大きいので，上手に大人のメニュー（例：味噌汁の具，ポトフ，焼き魚，鍋ものなど）を利用し，野菜などを出汁で煮た段階で調味料を入れる前に取り分けます．肉類はさらに摂取可能な固さや性状になるように煮込んで，離乳食の1品とします．

取り分け料理のポイント

- 昆布やかつお出汁で煮た段階で取り分けます
- 軟らかさが足りないときは，別鍋に取ってさらに煮込んで摂取可能な軟らかさにします
- 7～8か月以降であれば魚や肉と一緒に煮込んだものも摂取できます
- 離乳食開始初期には調味料を用いませんが，離乳食に飽きてきたときや食べるのをいやがるようになったときには，薄い塩味をつけたり醤油・味噌を加えます
- 焼き魚などは味の付いていない部分をそのままほぐし，骨のないことを確認して与えます
- 角切りの肉はしっかりと煮こんだり，圧力鍋で調理すると軟らかくなります

(e) 白身だけでなく青背の魚も積極的に与える

　白身の魚だけではなく，青背の魚も積極的に与えるようにします．青背の魚のほうが白身の魚よりもアレルゲンとなりにくく，しかもアレルギー炎症を抑える作用のある脂である n-3系多価不飽和脂肪酸が豊富に含まれています．また，魚肉は乳幼児の食事のなかで主要なビタミンD供給源でもありますので，乳児期から積極的に摂る必要があります．

(f) 肉類のアレルギーはまれ

　卵と鶏肉の間には交差抗原性はありません．牛乳と牛肉中の血液成分との間には交差抗原性がありますが（表2-2参照，p.42），牛乳アレルギー児もよく加熱した牛肉中の血液成分とは反応しなくなるので，通常は摂取可能です．肉類を使用するといろいろな固さを経験できます．牛肉は吸収のよいヘム鉄を多く含む食品であるため，よく煮込んで軟らかくしたものから始めます．

(g) 大豆製品は魚，肉類を摂取できるようになってから開始する

　日本人の食生活に大豆製品は欠かせないものであり，植物性タンパク質を豊富に含むと同時にカルシウム源としても貴重です．大豆アレルギーにならないようにするためには，いくつかのタンパク質食品（魚や肉など）を摂取するようになってから開始するのも一方法です．実際に筆者の外来ではこの方法で離乳食を進めていますが，新たに大豆アレルギーになった食物アレルギー児はいません．豆乳にはアレルゲン性が高いものがあり，そのまま吸収されやすいので飲料としては摂取しないように指導しています．

(h) 鶏卵は卵白タンパク質の混入を極力減らした卵黄から開始

　鶏卵の主要アレルゲンは卵白中に存在しますので，卵白の混入をできるだけ減らした卵黄を取り出します．大変都合のよいことに，乳幼児期にしっかりと摂りたい鉄分やビタミンDは卵黄に含まれており，卵白中には存在しません．

　卵は卵黄から始めましょう．卵白が混入しないように取り分けた卵黄を使うとよいでしょう．きれいな黄色やおいしさも卵黄によるものです．

固ゆで卵黄を使用する場合

- 茹で上がったら，ただちに冷水で冷やし卵の殻をむき，すぐに卵黄を卵白から取り出して周りの卵白から切り離すのがポイントです．卵黄を卵白から取り出さないでそのまま放置すると，卵白中の水溶性タンパク質であるオボムコイドが水分と一緒に卵黄の方へ移ってきますので，重症の卵アレルギーがあると症状を起こすことがあります．表 3-1 からもわかりますように，茹で上がってからそのまま 1 時間放置すると卵黄 1 個が 15g であった場合には，その中のオボムコイドは 5.7mg にもなります．これは重症例ではアナフィラキシーを起こしうる抗原量です
- 取り出した卵黄はスプーンの背でつぶしたものをスープやお粥に少しずつ混ぜて与えるとよいでしょう

生の卵黄を調理に用いる場合

- 卵の殻を利用したり卵分離器で分けた卵黄をクッキングペーパーの上で転がして卵黄の周りの卵白をからめとり，卵黄膜に穴をあけ卵黄のみを取り出して使用します（第 4 章 p.94 参照）
- この卵黄は衣やつなぎに用いることができます．卵とじ，卵スープ，卵黄茶碗蒸しや卵黄プリン，クッキーや蒸しケーキなどいろいろなところに使用することができます．卵のきれいな黄色やおいしさを味わうことができます．卵白の摂取を開始していくときに最初に使う卵です

表 3-1　12 分固ゆで卵黄中への OVA，OM の移行

卵黄と卵白の分離までの時間	重　量	卵黄 1g あたりの抗原量	
		OVA	OVM
直　後	15.48 g	< 0.4 μg	11 μg
1 時間	16.65 g	1.3 μg	380 μg
3 時間	17.70 g	1.5 μg	1.6 mg
24 時間	18.80 g	1.9 μg	2.8 mg

B 卵，牛乳，小麦の除去が必要な場合の離乳食の進め方と授乳中の母親の食事

Point
- 栄養面への配慮，特に，鉄，カルシウム，ビタミンDの充足が大切です
- 卵を食べなくても肉や魚でタンパク質の充足は容易にできます
- 牛乳アレルギーの場合はカルシウムを牛乳アレルゲン除去調製粉乳（アレルギー用ミルク）と他の食材で補給しましょう
- アレルギー炎症の抑制によい $n-3$ 系多価不飽和脂肪酸をしっかり摂りましょう
- 授乳中の母親の食品除去の程度は経母乳負荷試験の結果により決定します

　乳幼児期に栄養面で不足することが多いものとして，鉄，カルシウム，ビタミンDがあげられます．特にカルシウムとビタミンDの不足は母乳栄養児で問題になっています．これらの栄養素を乳児期に摂取する場合の主要供給源は調製粉乳，卵黄，魚肉です．牛乳，鶏卵，魚アレルギーと診断されたときには不足に注意しましょう．

1 離乳食は積極的に進めます

　乳児期の食物アレルギーは，母乳中に分泌される微量の食物アレルゲンにより引き起こされるアトピー性皮膚炎の形で発症することが大半です．母親の食事内容からアレルゲンの除去を完全に行うのは，なかなかむずかしいものです．一方，卒乳とともに，それまであったアトピー性皮膚炎が完全に治ってしまうということをよく経験します．この観点からも，離乳食を積極的に進めていくことにより，1歳頃には無理なく卒乳できることを目指すのが望ましいと考えます．

　食物アレルギーがあっても，離乳食は2007年3月に厚生労働省より出された「授乳・離乳の支援ガイド」に基づいて進めていきます．卵，牛乳，小麦アレルギーがある場合の離乳食の進め方を図3-3に示します．

2 栄養面に配慮した離乳食の進め方

(a) 鶏卵

　卵は乳児期発症の食物アレルギーの関与するアトピー性皮膚炎の原因としても，乳児期の即時型反応の原因としても，最も頻度の高い食品です．これまでに述べたように，乳幼児の食物アレルギーは卵アレルギーから発症することが多いため，きちんと治療できるかどうかにより，その後の経過が異なってきます．まず一時的に卵を含む食品の摂取を回避して，腸管の修復をはかることが必要です．この時期にはアトピー性皮膚炎の治療としても，母親の食事から卵を

含む食品の完全除去が必要です．離乳食としては卵を含む料理や加工食品，菓子類の開始を1歳まで待つようにします．

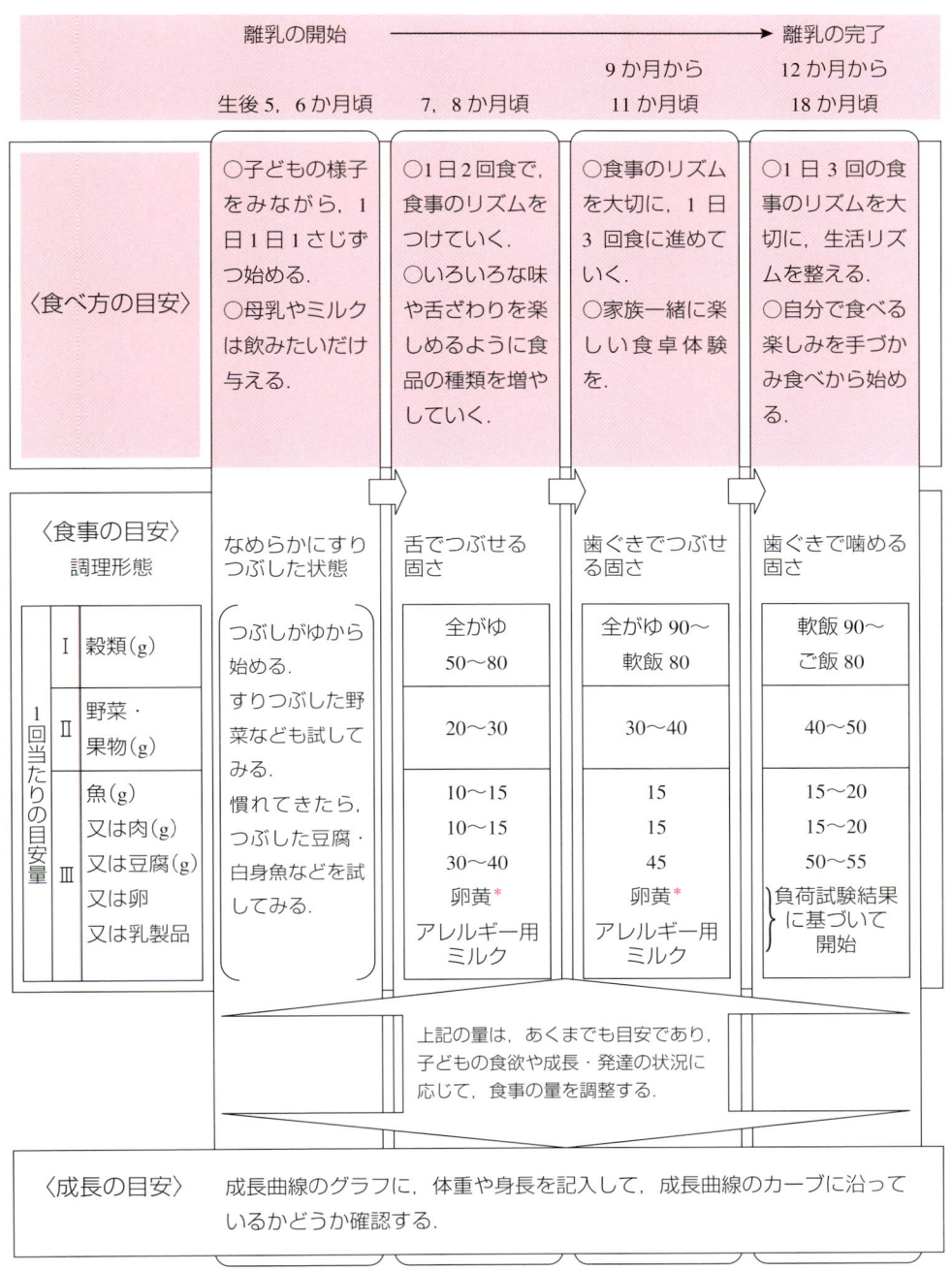

		離乳の開始 →→→→→→ 離乳の完了			
		生後5,6か月頃	7,8か月頃	9か月から11か月頃	12か月から18か月頃
〈食べ方の目安〉		○子どもの様子をみながら，1日1回1さじずつ始める． ○母乳やミルクは飲みたいだけ与える．	○1日2回食で，食事のリズムをつけていく． ○いろいろな味や舌ざわりを楽しめるように食品の種類を増やしていく．	○食事のリズムを大切に，1日3回食に進めていく． ○家族一緒に楽しい食卓体験を．	○1日3回の食事のリズムを大切に，生活リズムを整える． ○自分で食べる楽しみを手づかみ食べから始める．
〈食事の目安〉調理形態		なめらかにすりつぶした状態	舌でつぶせる固さ	歯ぐきでつぶせる固さ	歯ぐきで噛める固さ
1回当たりの目安量	Ⅰ 穀類(g)	つぶしがゆから始める．すりつぶした野菜なども試してみる．慣れてきたら，つぶした豆腐・白身魚などを試してみる．	全がゆ50～80	全がゆ90～軟飯80	軟飯90～ご飯80
	Ⅱ 野菜・果物(g)		20～30	30～40	40～50
	Ⅲ 魚(g) 又は肉(g) 又は豆腐(g) 又は卵 又は乳製品		10～15 10～15 30～40 卵黄* アレルギー用ミルク	15 15 45 卵黄* アレルギー用ミルク	15～20 15～20 50～55 負荷試験結果に基づいて開始
			上記の量は，あくまでも目安であり，子どもの食欲や成長・発達の状況に応じて，食事の量を調整する．		
〈成長の目安〉		成長曲線のグラフに，体重や身長を記入して，成長曲線のカーブに沿っているかどうか確認する．			

＊卵白の混入のほとんどない卵黄を使用(p.93参照)
（厚生労働省「授乳・離乳の支援ガイド」を改変）

図3-3　卵，牛乳，小麦アレルギーのある乳児の離乳食の進め方の目安

卵アレルギーと診断されたことにより，アトピー素因が強いことが明らかとなった場合にはその他の食品についても配慮する必要がある場合もありますが，基本的にはアレルゲンと診断された食品のみの除去をベースに，その他の食品は1日30品目を目標に積極的に摂取していくようにします．卵除去に伴う栄養面への配慮と対応を以下に述べます．

①タンパク質食品としての卵の代替は容易
　卵は必須アミノ酸をバランスよく含む食品なので，肉や魚を組み合わせて動物性タンパク質を補います．大豆・豆類とその製品や米，小麦，野菜類にもタンパク質は含まれており，これらの食品を組み合わせて摂取することにより，必須アミノ酸が不足することはありません．

②卵除去食実施時に配慮すべき栄養素と代替方法
　離乳食として卵白のみならず，卵黄も完全に除去するときには鉄分やビタミンD不足に注意して他の食品で補うようにします．ビタミンDは魚肉で補うことができます．
　卵黄の摂取が可能な場合には，卵白成分を完全に除去した卵黄をよく加熱して摂取するようにします．卵黄はビタミンDを含む数少ない食品の1つですので，可能であれば与えます．p.94の卵白の混入のほとんどない卵黄のとり方を参考にしてください．離乳が完了した幼児期以降には，必須アミノ酸以外の栄養素についても卵の除去が原因として起こる摂取不足などの問題が生じることはありません．

③すぐれた調理特性の補い方
　卵はすぐれた調理特性を有しているために，さまざまな加工食品中に含まれています．離乳期には加工食品やインスタント食品を使用することは勧められませんが，やむをえず使用する場合には，アレルギー物質の特定原材料表示を確認して，卵が原材料として使われていないことを確認します．
　衣やつなぎなど調理過程で使用する場合には，卵を使用しないで調理するか，代替品を用います．例えば，天ぷらでは卵を用いなくても小麦粉と氷水と塩で衣を作ると薄い衣となり，カラッと揚がります．ハンバーグを作るときでも，赤身の牛ミンチ肉を用いて塩を加えてよく練ると，つなぎを使用しなくても作ることができます．その他，馬鈴薯でんぷんをつなぎに使用したり，起泡性の代替として重曹を用いることもあります．卵黄の使用が可能な場合には，つなぎに用いたり薄めて衣に使用します．
　卵黄の黄色の代替品としてカボチャなどがよく用いられますが，離乳期にはコピー食品は不要です．

(b) 牛　乳
①栄養面ではカルシウムの代替に注意
　牛乳アレルギーと診断された場合には，栄養面ではタンパク質としての代替は，たとえ卵アレルギーを合併している場合でも，タンパク質の豊富なその他の食品（魚類，肉類，大豆製品など）により容易です．月齢に応じた調理形態のものを上手に食べることができれば，タンパ

表3-2 牛乳90mL(コップ1杯)中のカルシウム(100mg)の代わりの食品の目安

牛乳アレルゲン除去調製粉乳	180mL
ペプチドミルク	200mL
豆乳	200mL
もめん豆腐	83g(1/5～1/4丁)
油揚げ	33g
桜えび	5g
田作り	4g
ししゃも(生干し)	33g(1.5尾)
うなぎの蒲焼	67g
ひじき(干)	7.1g
小松菜	60g
広島菜	50g

ク質が不足することはありません．

　栄養面で注意する必要があるのはカルシウムだけです．離乳期に牛乳アレルギーのために乳児用調製粉乳を摂取できない場合には，必ず牛乳アレルゲン除去調製粉乳(アレルギー用ミルク)を飲用し，料理にも使用するようにします．成人においてさえ，日本人の平均的な食事内容では，牛乳・乳製品を摂取しないとカルシウムが不足することが，国民栄養調査の結果から明らかになっています．

　カルシウムを含む食品は多くあります(表3-2)が，吸収面では牛乳・乳製品にまさるものはありません．乳幼児期に牛乳・乳製品を摂取しないと必ずカルシウム摂取不足に陥るので，牛乳アレルゲン除去調製粉乳により補うようにします．

　牛乳アレルゲン除去調製粉乳にはビオチンが含まれておらず，ニューMA-1とMA-mi以外のミルクにはカルニチンもほとんど含まれていませんので，長期間単独で摂取しますと，ビオチンやカルニチンの欠乏症になりますので，離乳食を積極的に進めていくようにします．現在，牛乳アレルゲン除去調製粉乳にビオチンとカルニチンを添加する方向で検討が進められています．

②牛乳アレルゲン除去調製粉乳と部分加水分解乳の選択
調製粉乳の与え方

　日本人の通常の食事では，牛乳アレルギーの有無にかかわらず，カルシウムの摂取量は不足します．牛乳・乳製品をしっかりと摂った場合に何とか充足する程度です．

　食品成分表を見るとカルシウムを多く含む野菜や海藻もありますが，吸収はよくありません．

母乳が不足した場合や，離乳食開始前に保育園に預ける乳児だけでなく，食事摂取にムラが出やすい幼児期にはカルシウムを含む食品として牛乳や調製粉乳を直接摂取することが必要です．
　ここでは，カルシウムの摂取を確保する方法として，外来で遭遇するいろいろな状況における調製粉乳の選択の仕方の例を示します．

牛乳アレルギーと診断されたときの調製粉乳の選択

- 人工栄養児：牛乳アレルゲン除去調製粉乳
- 母乳栄養児：母親の牛乳摂取は1日あたり200 mL程度にし，母親用の部分加水分解乳である「ペプチドミルクEお母さん」の使用も考慮
- 混合栄養児：母親は同上．児は牛乳アレルゲン除去調製粉乳

負荷試験結果をもとに行う調製粉乳の選択

- 症状の出ない範囲でアレルゲンとなるタンパク質を摂取していくことが早期の耐性獲得につながります．症状の出ない範囲でできるだけアレルゲン性の高い（アレルゲンが残存している）調製粉乳を選びます
- 哺乳あるいは離乳食で使用可能であった調製粉乳を参考にして負荷試験を行い，陰性であれば加水分解の程度が軽いもの（＝アレルゲン性が高いもの）へと進めていきます
- 最終的には貧血がなければ牛乳，貧血があれば乳児用調製粉乳またはフォローアップミルクを開始します
- アミノ酸乳（高度加水分解乳で症状が出る場合に限る）→高度加水分解乳→部分加水分解乳→乳児用調製粉乳またはフォローアップミルクの順にアレルゲン性が高くなります

i）1回量を哺乳しても，皮膚症状（発赤，じんま疹など）のみが出た場合（軽症）

- 部分加水分解乳でも症状が出ないことが多いので，部分加水分解乳による負荷試験を行い，陽性であれば牛乳アレルゲン除去調製粉乳である高度加水分解乳を開始し，陰性であれば部分加水分解乳を使用します（図3-4）

ii）哺乳で皮膚症状以外の症状が出た場合や，パンなどの加工食品中や調製粉乳で作ったパン粥一口のように，少量の牛乳タンパク質で症状が出た場合（中等症～重症）

- 母乳が不足している場合や保育所などに預ける場合には，部分加水分解乳による負荷試験の結果から部分加水分解乳を使用するか，高度加水分解乳を使用するかを決めます．離乳食に使用する調製粉乳も同じ物を使用します
- 母乳が足りている場合には，離乳食をしっかりと進めながら，母乳栄養を1歳まで続けます．1歳時に負荷試験を行い，使用する調製粉乳を決定します．このときも部分加水分解乳を用いた負荷試験から開始するとよいでしょう（図3-4）

iii）牛乳特異的IgE抗体陽性が判明したときの調製粉乳の選択

- 他の食物アレルギーを発症し，そのときのアレルギー検査から牛乳にも感作されていることが明らかになったときに調製粉乳を足す場合には，部分加水分解乳や高度加水分解乳（牛乳アレルゲン除去調製粉乳）を用います．まず，部分加水分解乳で負荷試験を行い，陽性の場合には高度加水分解乳である牛乳アレルゲン除去調製粉乳を開始します．陰性であれば乳児用調製粉乳の負荷試験を行い，これも陰性であれば，通常の乳児用調製粉乳を使用

```
混合栄養・人工栄養で症状なし ──→ 乳児用調製粉乳を継続

母乳栄養で症状なし ──→ 部分加水分解乳による負荷試験
                              │
                      ┌───────┴───────┐
                     (−)             (+)
                      │               │
              乳児用調製粉乳*         高度加水分解乳開始
              による負荷試験
                      │
              ┌───────┴───────┐
             (−)             (+)
              │               │
        乳児用調製粉乳開始    部分加水分解乳開始
```

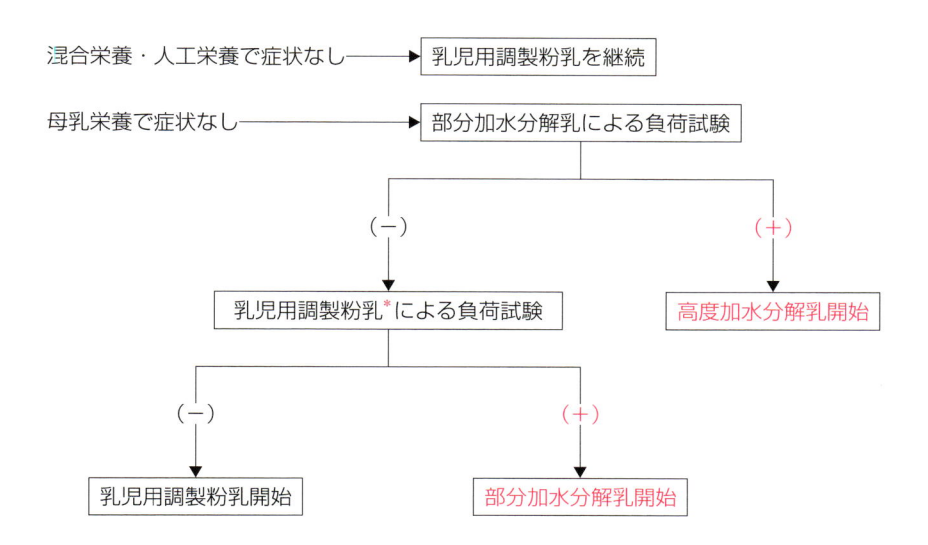

＊1歳以降は牛乳でも可．

図3-4　牛乳特異的 IgE 抗体陽性時の調製粉乳の選択

します
- 感作されていることがわかった時点で，すでに乳児用調製粉乳を飲用していて症状が出ていない場合には，そのまま続けます（図3-4）
- たとえ感作されていても，摂取することにより症状が発現しないのであれば，できるだけ分解の程度の軽いもの（＝抗原性の高いもの）を使用するほうが，その後の除去解除がスムーズになります

③「乳」のアレルギー表示の読み方を理解すること

　牛乳・乳製品は加工食品やお菓子類に多く含まれており，加工食品を与えるときには特定原材料表示を見て含まれないものを使用します．牛乳の代替表記や特定加工食品の読み方は難しいので，よく説明しておく必要があります（第1章参照，p.27）．離乳期には加工食品などをできるだけ使用しないことを原則とします．

　牛乳や調製粉乳の代替品としては，大豆調製粉乳や豆乳は用いません．カルシウム源としては牛乳・乳製品に劣ることと，大豆アレルギーを作らないためです．

(c) 小　麦
①小麦の除去は栄養面ではむしろ望ましい

　小麦を摂取しないことによる栄養面での問題はなく，米粥や米飯を主食とするとあらゆる種類の副食と相性がよく，特に和風の副食を摂りやすくなるので，むしろ望ましい結果になると考えましょう．小麦の主食は，3回食が確立してから1日1食以内であれば開始してもよいのですが，小麦を主食とする場合には必ず副食を摂取する習慣をつけるようにしましょう．

小麦に感作されていることがわかったときには，1歳時に負荷試験を行います．それまでは小麦は使用せずに主食は精白米とし，調理過程で用いる小麦粉は馬鈴薯でんぷん（片栗粉）や米粉で代替します．

② 醬油中の小麦は通常は症状を誘発しない

　醬油中の小麦で症状が誘発されることは通常はないので，重症の小麦アレルギー児でも使用可能です．しかし，薄味の習慣を付け素材のおいしさを知り，出汁の Umami による味覚形成のために，調味料なしでも食べている間は醬油を使用する必要はありません．離乳食に飽きてきた場合には少量から使用を開始します．

(d) その他の栄養面における配慮

　乳幼児期の栄養で現在最も問題になっているのはカルシウム関連の栄養素で，母乳栄養児におけるビタミンD不足が注目されています．牛乳アレルギーのときには牛乳アレルゲン除去調製粉乳の摂取が不可欠であり，この中にはビタミンDも含まれています．

　ビタミンDが多く含まれるタンパク質食品として卵黄と魚肉をあげることができます．卵アレルギーと魚アレルギーの合併例にくる病が報告されています．ビタミンDを含むその他の食品としてキクラゲや干ししいたけをあげることができますが，乳幼児期にそれほど十分に摂ることができず，また最近の若い世代の家庭の食卓にのぼることが少ない食品でもあります．そのため，鶏卵アレルギーで卵を完全に除去中，かつ，魚アレルギーで魚を一切摂取していない場合には，ビタミンDが不足することがありうるのです．

ビタミンDを含む食品を積極的に摂取しましょう
- 鮮度のよい魚を使用し，ヒスタミンによるアレルギーと紛らわしい症状を起こさないようにしましょう
- 生物学的な分類や交差抗原性は臨床的にはあまり参考になりません．個々の魚について摂取可能かどうか確認し，除去しすぎないようにします
- 多くの生魚で症状が出る場合には，缶詰の魚から摂取開始すると耐性を獲得しやすいです
- 血合の部分や赤身や青背の魚ではアレルギー症状が出にくいことを知っておきましょう
- 卵アレルギーでも卵白の混入のほとんどない卵黄は摂取可能であることが大半です
- 鶏卵の色とおいしさ，凝固性は卵黄で全卵の代用ができます

3　授乳中の母親の食事

　母乳中に食物抗原は分泌されますが，その濃度は数十 ng/mL であり，母乳を1日に1,000 mL 摂取しても数十 μg です．この抗原量ではアトピー性皮膚炎を引き起こすことはあっても，強い即時型反応を起こすことはありません．アトピー性皮膚炎に関して，母親の食事からのアレルゲンの除去がどの程度必要であるのかは，経母乳負荷試験により確認します（図 4-2 参照，p.83）．

　経母乳負荷試験は数か月ごとに行い，母親の食品除去の必要性を評価します．漫然と除去を

表 3-3　食物アレルギーの関与するアトピー性皮膚炎乳児における食事と授乳中の母親の食事

感作食品	乳児の食事	授乳中の母親の食事
卵	1 歳までは加工食品を含めて与えない	経母乳負荷試験陽性の場合：完全除去
牛乳	負荷試験陽性の場合：牛乳アレルゲン除去調製粉乳 牛乳特異的 IgE 抗体陽性が偶然みつかった場合：図 3-4 参照	経母乳負荷試験陽性の場合：母親用部分加水分解乳 負荷試験陰性の場合：牛乳（大量摂取は避ける）
小麦	主食は米とし，1 歳まで小麦の開始を遅らせる	経母乳負荷試験陽性の場合：主食は米とする 負荷試験陰性の場合：小麦の主食は 1 日 1 食以内
大豆	症状を起こす大豆製品を除去 味噌，醤油の開始を遅らせる	豆乳の飲用を避ける
米	精白米	精白米

・魚，肉類は明らかなアレルギー症状を生じる場合に限り除去し，アレルゲン以外の食品は 1 日 30 品目を目標に摂取し，摂取食品数をできるだけ多くする．
・加工食品，インスタント食品，ベビーフードは乳児には味が濃いので避ける．旅行時などに使用する場合には，特定原材料表示をよく見て該当食物アレルゲンが含まれていないことを確認して使用する．
・アラキドン酸カスケードの抑制のため，リノール酸の多い油の摂取を控え，乳児期より青背の魚を食べる習慣をつける．

続けないようにすることが大切です．

(a) 乳児期発症の食物アレルギーの関与するアトピー性皮膚炎の場合

授乳中の母親の食事に関する除去試験と経母乳負荷試験がともに陽性である場合には，まず除去食によりアトピー性皮膚炎を治します

　食品除去が必要であるかどうかは，母親の食事も含めた除去試験と経母乳負荷試験により決定します．この疾患の多くは離乳食開始以前に発症し，母乳中に含まれる食物抗原，ほとんどは卵により症状が出現します．

　母親の食事内容から，原因と疑った食品を除去する除去試験陽性と，経母乳負荷試験陽性であったために食物アレルギーと診断されたのですから，少なくとも診断時には母親の食事内容より，その食物を除去することが必要です．母児の食事を表 3-3 に示します．

①卵
　卵に関しては，加工食品中の卵も含めた完全除去が必要な場合が大半です．

②牛乳
　牛乳アレルギーの関与するアトピー性皮膚炎はあまり多くはないこと，少量の牛乳による経母乳負荷試験陰性例が多いことからも，成人が牛乳を摂取した場合には比較的よく消化されるため，母乳中にアレルゲン性をもったまま分泌されることは少ないと考えられます．ほとんどの場合に，1 日総量 200 mL ぐらいであれば 3 回以上に分割すれば摂取可能です．牛乳に関

しては牛乳摂取によるメリットのほうが除去のメリットを上回ります．除去試験，経母乳負荷試験により，母親の食事からも牛乳を除去する必要があると診断された場合には，母親用の部分加水分解乳である「ペプチドミルクEお母さん」の飲用を勧めます．

③小麦
　小麦も主食として摂取することをやめる程度で十分であることが大半です．

診断時に除去が必要であっても比較的早期に耐性を獲得します
　診断時には母親の食事内容から除去が必要であっても，その後は，児の成長と原因抗原除去により腸管の透過性が減少すること，母親の条件も変化することから耐性を獲得していきます．除去食が有効な場合には数か月後には見直します．不必要な除去を漫然と続けることがないように気をつけましょう．

(b) 即時型反応の場合
　母乳中の抗原濃度が極めて低いことから，母乳が直接的に即時型反応を起こすのは発赤やかゆみといった軽度の症状が主体で，せいぜいじんま疹までです．そのため，母親の食品除去は通常は行わずに減らし気味程度で十分です．ただし，特異的IgE抗体が100 UA/mLを超えている場合には，抗体の低下をはかることを期待して，表3-3程度の除去を行うこともあります．

第4章

診察室で行っている卵，牛乳，小麦アレルギー児のための食事療法

A 抗原量に基づいて食事療法を行うための基礎知識

Point
- 食品中の抗原量を減らす工夫には，原材料として使用しないか，使用量を減らすことが，まずあげられます
- 調理による低アレルゲン化には，加熱と副材料の工夫が有効です

食物アレルギーの最も基本的な治療として，原因アレルゲンと診断された食物の摂取を避ける必要最小限の食品除去があげられます．アレルゲンと診断された食物以外は年齢に応じてさまざまな食物を積極的に摂取することが，早期の耐性の獲得と栄養面への配慮，QOLの維持のために必要です．

摂取可能量決定のための1回投与試験あるいは負荷試験を受けた場合には，負荷食品に含まれる「食べる」側から見た抗原量と同等の抗原量を含む食品の摂取を開始します．このときには専門的な知識が必要ですので，食物アレルギーの食事療法に精通した小児科医の指導を受けることが大切です．

食品除去の目的は「食べること」であることを忘れずに，耐性の獲得の兆しを見逃さないためにも耐性を獲得するまで定期的に受診をするように指導しましょう．

ここでは，乳幼児の食物アレルギーの原因の大半を占める卵，牛乳，小麦アレルギー児の食事療法をうまく行うために知っておきたい，これらの食品の抗原性の特徴について述べます．より詳しくお知りになりたい方は，『乳幼児の食物アレルギー』第5章をお読みください．

1 食品中の抗原量の減らし方にはいろいろな方法があります

(a) 原材料として用いない

原材料として原因抗原と診断されたタンパク質（＝アレルゲン）を含む食材を用いないのは，最も合理的かつ基本的な抗原量の減らし方です．

原因抗原診断のために行う除去試験においては，このアレルゲン除去食を2週間きちんと実施することが正しい抗原診断のためのコツです．このときにも，小麦を原材料とする醤油のように抗原性が残存していない食品や，重症の牛乳アレルギー児のために調製された牛乳アレルゲン除去調製粉乳はQOLや栄養面への配慮から使用します．

① 卵
- 天ぷらやフライは衣に卵を用いなくても調理可能です
- ハンバーグステーキなどはつなぎに卵を使用せずに作ることができます．必要に応じて馬

馬鈴薯でんぷん（いわゆる片栗粉）などを卵の代わりに用います
- 泡立てた卵白の起泡性は重曹やベーキングパウダーで代用します

② 牛乳
- 栄養面への配慮から重症度に応じた牛乳アレルゲン除去調製粉乳（いわゆるアレルギー用ミルク）をカルシウム源としての牛乳の代替食品として使用します（第1章表1-7参照，p.26）
- 牛乳アレルゲン除去調製粉乳には独特の風味と苦味があるため直接飲むのをいやがる場合には，ココアに入れたり，バナナなどの香りの強い果物を使用してミルクセーキ風にすると飲めるようになることがあります．それでも飲めない場合には，においの強い食材（牛ミンチ，味噌，カレー粉など）を使用した料理中に混ぜて使います

③ 小麦
- 醤油は使用できます．醸造により製造した醤油中には小麦抗原が検出されず，実際に最重症の小麦アレルギー児でも普通の醤油により症状が出たことはこれまでに経験していません
- 小麦粉の代替品として米粉が使用できます
- 米粉の一種の上新粉を用いた白玉団子など昔からあるおやつも活用しましょう

(b) 原材料として用いる量を減らす

卵，牛乳，小麦について，いずれも量的に減らして調理することは可能です．

① 卵

卵の抗原性は主に卵白中に存在します

卵の主要抗原は卵白アルブミン（以下，OVA），オボムコイド（以下，OM），リゾチームなどの主として卵白中に存在するタンパク質であると考えられています．卵黄中のタンパク質は臨床的には抗原性が低いとされているリポタンパク質が主体です．卵白と共通の成分としてオボトランスフェリンがありますが，熱変性しやすくアレルゲンとしては働かないと考えられています．卵黄中に含まれるOVAやOMは痕跡程度です．そのため，卵黄がアレルゲンとなるのは主として混入する卵白によるものと考えられています．

卵白の混入の少ない卵黄を使用することにより抗原性が低下します

- 卵白の混入の少ない卵黄を使用して調理すると低アレルゲン化ができます

卵の色，おいしさ，凝固性は卵黄で代替できます

- 卵のもつきれいな黄色とおいしさは卵黄にあります．卵の凝固性は卵黄だけでも発揮できます．クッキー作りやホットケーキやお好み焼きには卵黄をそのまま使えます．ハンバーグのつなぎにもそのまま使います．天ぷらやフライの衣には水で少し薄めて使用します
- 固ゆで卵黄中のOM量は卵白から分離するまでの時間が長くなるほど増えるので注意しましょう（表4-16参照，p.97）

②牛乳
- 牛乳の主要抗原はβ-ラクトグロブリンとカゼインと考えられています
- 市販されている牛乳は加熱殺菌されていますので本当の"生"ではありません．β-ラクトグロブリンの抗原性は少し低下しています．加熱殺菌の方法にはいろいろな方法がありますので，製品によりβ-ラクトグロブリンの抗原性が異なります
- 牛乳を原材料とした乳製品中の抗原コンポーネントタンパク質の構成比は原材料の牛乳とは異なります
- 牛乳や脱脂粉乳，バターなどの乳製品は使用量を減らすことにより，食品中の牛乳の抗原量を減らすことができます

③小麦
- 他の粉類に置きかえることにより，小麦粉の使用量を減らします
- 小麦を主原料とした食品であるうどんとパンでは抗原性が異なります．うどんやパスタなど，ゆでてから摂取するため水溶性の抗原が一部失われているものと，パンや焼き菓子など小麦成分がすべて含まれる形で摂取するものの2通りがあると考えるとよいでしょう
- いずれもうどん，パンなどの摂取量を減らしたり，調理の過程で使用する小麦粉の量を減らすことにより，アレルゲンの摂取量を減らします

2　調理により抗原性が大きく変わる食品があることをよく理解しましょう

　同じ食品の同じ量を原材料として用いても，調理方法や，副材料により抗原性が異なってくることがわかりました．調理による抗原性の変化は抗原コンポーネントタンパク質レベルで考える必要があることをまず理解しましょう．ここでは，加熱と副材料による抗原性の変化の法則について述べます．詳しいことは『乳幼児の食物アレルギー』第5章をご参照ください．

(a) 加熱調理による抗原性の変化の法則
　卵も牛乳も抗原コンポーネントタンパク質により加熱調理の影響の受け方が異なるので，その特徴をよく理解することが大切です．

①卵
　卵は加熱により抗原性が低下しやすいため，加熱調理の仕方を工夫することにより症状を起こさずに摂取可能となることがあります．加熱調理による卵の低アレルゲン化のポイントを述べます．
　卵アレルギーは卵白アレルギーといってもよいでしょう．これまでOVAは加熱により抗原性が大きく低下するが，OMは加熱によっても抗原性が変わらないといわれてきました．これは必ずしも正しい表現ではありません．卵の抗原性についての基礎検討を重ねた結果，OVAは加熱により固く凝固する（固ゆで卵の白身を思い浮かべてください）ため，溶出しにくくなることがわかりました．これが加熱により「食べる」側から見たOVAの抗原性が低下する理由

です．固ゆで卵や茶碗蒸しがこのよい例です．

　ところが，加熱しても OVA が固まらないほど薄い卵溶液で検討すると，OVA も OM も加熱により同程度に抗原性が低下することがわかりました（『乳幼児の食物アレルギー』第 5 章 表 5-2 参照）．薄い卵溶液にしたり，小麦粉など他の材料を加えることにより，凝固の要因を除くと，OVA も OM も加熱によりほぼ同等，ないし OM のほうがより抗原性が低下するのです．卵料理と卵を使用した菓子類中の OVA と OM の抗原性の相対的関係から卵料理と卵を用いた料理・菓子を Ⅰ〜Ⅲ群に分類したものを表 4-1 にお示しします（p.95 参照）．

i）OVA は加熱により凝固し，「食べる」側から見た抗原性が低下しやすい

卵白の凝固の程度が強いほど「食べる」側から見た OVA の抗原性が低下しますが，OM は加熱しても凝固しないため，調理法による抗原性の違いは OVA ほど顕著ではありません（表 4-2）

- 凝固の程度＝OVA の抗原性の低下の程度

  固ゆで卵≫錦糸卵＞炒り卵＞温泉卵

  ・炒り卵の抗原性は，OVA に関しては 12 分固ゆで卵の約 800 倍
  ・錦糸卵は両者の中間で抗原性は OVA に関しては 12 分固ゆで卵の約 70 倍

- OM の抗原性は，12 分固ゆで卵，錦糸卵，炒り卵，温泉卵のいずれもほぼ同じです（表 4-2）．いずれも生卵の OM 量の 1/7 〜 1/8 であり，OM も加熱により低アレルゲン化することがわかります

ii）OM は加熱によっても凝固しないため OVA に比べて抗原性が残りやすいが，長時間加熱すると抗原性が減少する（表 4-2）

表 4-1　卵料理中の OVA と OM の抗原性の相対的関係

OVA と OM の抗原性の相対的関係		卵料理	卵を用いた料理デザート・菓子
Ⅰ群 OVA の抗原性が著明に低下	OVA 抗原性≪≪OM 抗原性（1：800〜1：4,000）	固ゆで卵	茶碗蒸し
	OVA 抗原性≪≪OM 抗原性（1：60〜1：150）		ハンバーグ
Ⅱ群 OVA と OM が同レベルで低下	OVA 抗原性＜OM 抗原性（1：3〜1：30）	錦糸卵，卵焼き	
	OVA 抗原性≒OM 抗原性（1：1.1〜1：1.6）	炒り卵	卵ボーロ ビスケット
	OVA 抗原性＞OM 抗原性（18：1〜4：1）		カステラ，ケーキ バウムクーヘン
Ⅲ群　OVA の抗原性の低下はわずかで OM の抗原性のみ低下（8：1）		温泉卵	

表 4-2　従来法による卵料理中の OVA 量，OM 量の比較

		全卵 50 g 中の抗原量		生卵と比較した抗原残存率	
		OVA	OM	OVA	OM
生卵		10,520 mg	8,495 mg	100.0%	100.0%
温泉卵		9,580 mg	1,220 mg	91.1%	14.4%
炒り卵		980 mg	1,280 mg	9.3%	15.1%
錦糸卵		84.2 mg	1,232 mg	0.8%	14.5%
ゆで卵	12 分固ゆで卵	1,200 μg	1,000 mg	0.01%	11.8%
	20 分固ゆで卵	558 μg	524 mg	0.005%	6.1%

・OVA，OM ともに加熱温度を高くし，加熱時間を長くするほど抗原性が低下する
・「加熱卵料理」である炒り卵，錦糸卵，ゆで卵間で比較すると，OVA 量は調理法により大きな差があり，固ゆで卵 ≪ 錦糸卵 < 炒り卵であったが OM 量はほぼ同等であった
・OVA，OM の抗原性がほぼ同等に低下する調理法としては炒り卵が最も適していた

- OM は 100 ℃ の加熱でも凝固しないので，茶碗蒸しの上澄みにたっぷりと含まれています
- OM は必ずしも 100 ℃ でなくても長時間加熱すると抗原性が低下します．実際に 70 ℃ 30 分加熱して作製した温泉卵の OM は，炒り卵，錦糸卵，12 分固ゆで卵の OM とほぼ同等の抗原性を示し，生卵の 1/7 ～ 1/8 でした．固ゆで卵中の OM はゆで時間が長くなるほど抗原性が低下し，20 分固ゆで卵中の OM は 12 分固ゆで卵中の OM の約半分になっています
- 一方，温泉卵の OVA の抗原性は生卵とほぼ同等で，12 分固ゆで卵の約 8,000 倍です

iii）調理温度よりも中心温度のほうが抗原性の低下に大きく関係：調理温度と抗原性の意外な関係

卵を原材料としたケーキ類など容積の大きい焼き菓子の中心温度は 100 ℃ 以上には上がりません（図 4-1）

ケーキなどの焼き菓子は高温のオーブンで焼くので，アレルゲン性が大きく低下すると考えがちです．たしかに，オーブンでケーキなどを焼くときのオーブン内の温度の設定は 170 ～ 200 ℃ 位ですが，実際に中心温度をモニターしますと最高温度は約 100 ℃ です．これは卵白の 88% が水分であることと関係があります．常圧では水を加熱しても 100 ℃ を超えません．ケーキ中に水分が残っている限り，中心温度は 100 ℃ を超えないことになります．
中心温度が 100 ℃ になっている時間が長いほど抗原性が低下します

抗原性と中心温度の関係をみてみますと，一番関係があったのは中心温度が 100 ℃ 以上に維持されている時間でした．高温で焼くほど中心温度が 100 ℃ に達する時間が短くなりますので，結果的に中心温度 100 ℃ を長く保つことができ，OVA，OM ともに「食べる」側から見た抗原性が低下します．ケーキやカステラでは長時間加熱しますので OVA よりも OM の抗

原性の低下のほうが大きくなります（表4-3）.

クッキーなど厚みの小さい焼き菓子ではオーブンの設定温度が高いほど抗原性が低下します

　クッキーなどの薄くて小さな焼き菓子は焼成温度の影響をより直接的に受けるので，焼く温度が高いほど抗原性が低下しますが，短時間で焦げてしまいます．表4-4に示すクッキーの

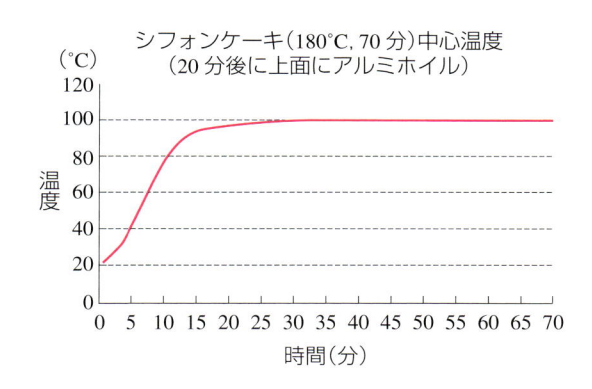

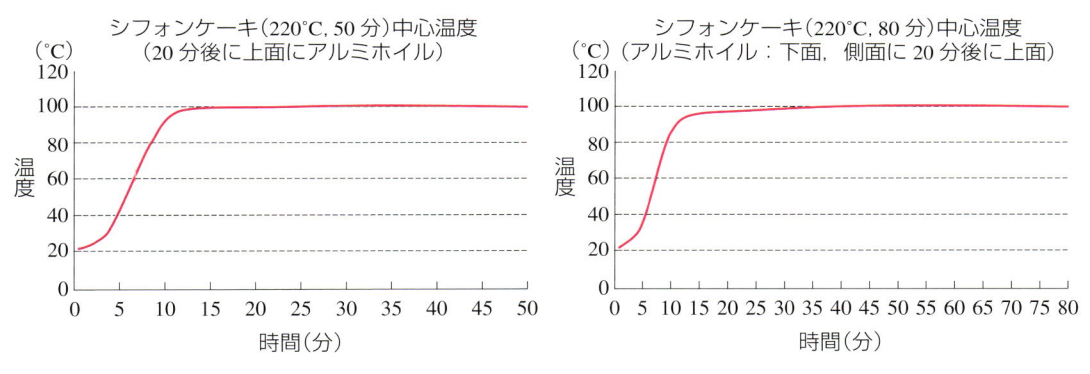

図4-1　シフォンケーキの焼き条件と経時的中心温度

表4-3　カップケーキの中心温度100℃以上の持続時間と抗原量

	100℃以上の時間 （最高温度）	生地25gから作製した1個中抗原量	
		従来法OVA	従来法OVM
生地		750 mg	700 mg
170℃，25分間 （標準的な作り方）	9分間 （101℃）	3.5 mg	0.69 mg
170℃，80分間	48分間 （101℃）	30.3 μg	10 μg
170℃，100分間	71分間 （102.5℃）	<10 μg	<10 μg

A　抗原量に基づいて食事療法を行うための基礎知識

表4-4 加熱条件によるクッキーの卵白抗原量の変化（生地1g中に換算した抗原量）

焼成温度と時間	OVA (μg/g)	OM (μg/g)	FASPEK®OVA (μg/g)
生地	25,000	23,000	12,000
160℃，10分	3,510	2,560	11,120
170℃，10分	3,440	2,640	10,580
180℃，10分	2,410	1,080	8,300
160℃，20分	530	430	4,030
170℃，20分	280	270	3,330
180℃，20分	20	50	1,430
160℃，30分	<0.4	1	28
170℃，30分	<0.4	<0.4	8
180℃，30分	<0.4	<0.4	2

※測定値は焼成前の生地1g中の抗原量に換算して表した

例では高温で長時間焼くほど，加熱変性したOVAも検出できるFASPEK®OVAで測定しても抗原性は低下していますが，焼成時間30分では焦げており食べることができませんでした．

②牛乳

　市販されている牛乳は実は"生"ではなく，すでに加熱殺菌を受けています．β-ラクトグロブリンは72.8℃以上の加熱による不溶化により「食べる」側から見た抗原性が低下しますが，カゼインは加熱による影響を受けません．そのため，市販の牛乳中のβ-ラクトグロブリンの抗原性は牛乳タンパク質の構成比から考えるよりもはるかに少なくなっています．

　生乳から作製する乳製品中のβ-ラクトグロブリンとカゼインの割合はさまざまであると推測されます．

β-ラクトグロブリンは加熱により不溶化しますが，カゼインの不溶化は起こりません

　市販の牛乳はすでに加熱殺菌を受けています．β-ラクトグロブリンの抗原性は再加熱によりさらに不溶化し，「食べる」側から見た抗原性が低下しますが，卵におけるOVAほど顕著ではありません．

　一方，牛乳タンパク質の約80%を占めるカゼインの抗原性は加熱により全くといってよいほど低下しません．100℃においても凝集することがないからです．そのため，牛乳の加熱による低アレルゲン化はほとんど期待できず，給食の調理室や家庭において，調理過程における混入にも十分に注意する必要があります（表4-5）．

表 4-5　加熱による牛乳 1 mL 中の抗原量の変化

調理条件	β-ラクトグロブリン 従来法	β-ラクトグロブリン FASPEK®	カゼイン 従来法	カゼイン FASPEK®
未処理	270 μg	26 mg	47 mg	34 mg
レンジ 40℃	220 μg		41 mg	
レンジ 65℃	170 μg		40 mg	
レンジ 70℃	140 μg		42 mg	
レンジ 83℃	82 μg		42 mg	
沸騰	46 μg	23 mg	45 mg	46 mg

③小麦

　小麦中の抗原のなかで，特定原材料の検知法により評価できるグリアジンで評価する限り，小麦の加熱による低アレルゲン化は少しは起こりますが，卵白中の OVA の低アレルゲン化の程度に比べるとわずかです．そのため，調理過程における混入にも注意する必要があります．

(b) 副材料の影響

抗原コンポーネントタンパク質レベルで理解する必要があります

　焼き菓子やパン中の卵や牛乳の「食べる」側からの抗原性は小麦粉などの副材料により大きく変わります．原材料として使用したタンパク質量と「食べる」側から見た抗原量は大きく異なります．ここでも抗原コンポーネントタンパク質レベルでの理解が極めて重要です．

日常診療で遭遇する一見理解しがたい現象も抗原コンポーネントタンパク質レベルで抗原量を測定すると理解できます

　固ゆで卵 1 個食べても症状が出ないのに，卵ボーロ 1 個で顔が赤くなったり，じんま疹が出ることがあります．卵ボーロは小さく，1 個中に使われている卵の量もわずかです．しかも，高温のオーブンで焼いています．"卵は加熱により低アレルゲン化する"のであれば，抗原性はゆでるよりも減っているはずです．この現象の謎を解く鍵は，OVA が握っています．OM の量は原材料として用いる卵の量が少ない卵ボーロのほうがはるかに少ないのですが，卵ボーロ中の OVA は一緒に使う馬鈴薯でんぷん（いわゆる片栗粉）のために，加熱による凝固が妨げられて，胃の中で溶け出しやすくなっており，「食べる」側から見た抗原量が 1g 中に 5.2mg と，12 分固ゆで卵 50g 中の OVA1.2mg よりも多くなっているのです（図 1-7，表 4-2，表 4-6 参照）．

表4-6　副材料の違いによる「食べる」側から見た卵白抗原量の違い

	1 g 中の抗原量		
	従来法 OVA	従来法 OVM	FASPEK®OVA
卵ボーロ	5.2 mg	3.9 mg	9.6 mg
ビスケット	340 µg	360 µg	8.6 mg

①卵

卵は小麦粉など粉類を副材料として一緒に加熱調理するとOVAもOMも抗原性がほぼ同じ割合で低下していきます

　パン，ケーキ，クッキー，卵ボーロなどがその例です．OVAの凝固が妨げられ，OMが不溶化した結果としてOVAもOMもほぼ同等に加熱による低アレルゲン化を受けることになります（表4-3，表4-4）．固ゆで卵ではOVAの抗原性のみ極端に低くなる（表4-2）のと対照的です．

同じ量の卵を使用しても副材料として小麦粉を用いる場合と馬鈴薯でんぷんを用いる場合とではOVA，OMの抗原性の低下の程度が異なります

　同量の卵を原材料として用いた場合，卵ボーロのように馬鈴薯でんぷんと合わせた焼き菓子よりも小麦粉と合わせて作ったクッキーなどの焼き菓子のほうが，OVA，OMともに低下しやすいこともわかりました．約1/10です（表4-6）．卵と一緒に用いる材料の違いによる卵の不溶化の程度の違いが原因であることもわかりました．

②牛乳

β-ラクトグロブリンとカゼインでは副材料により受ける影響が異なります

　β-ラクトグロブリンは小麦粉などの副材料により不溶化し，さらに加熱により不溶化されます．カゼインは加水分解による低アレルゲン化が起こりやすいタンパク質ですが，小麦粉などの副材料による不溶化はわずかであり，加熱による低アレルゲン化は起こりません．

表4-7　調製粉乳1 mL中の抗原量

ミルクの種類	β-ラクトグロブリン		カゼイン	
	従来法	FASPEK®	従来法	FASPEK®
フォローアップミルク	1 mg	21 mg	26 mg	13 mg
乳児用調製粉乳	490 µg	17 mg	7 mg	6 mg
ペプチドミルク（乳児用）	1.8 µg	42 µg	<0.4 µg	0.5 µg
牛乳アレルゲン除去調製粉乳	<0.4 µg	<0.31 µg	<0.4 µg	<0.31 µg
ペプチドミルク（母親用）	1.8 µg	30 µg	<0.4 µg	0.38 µg

軽度の牛乳アレルギー児に用いられている，部分加水分解乳であるペプチドミルク中のカゼインは，ほとんど抗原性が認められない程度にまで加水分解されていますが，β-ラクトグロブリンは，通常の育児用粉乳の 1/250 〜 1/300 程度残存しています（表 4-7）．そのため，過敏性の高い牛乳アレルギー児では，ペプチドミルクを直接摂取すると症状が誘発されることも少なくありません．ところが，パン作りの材料に使用したときには，症状を起こさずに食べることが可能な場合をよく経験します．ペプチドミルク中に残存している β-ラクトグロブリンが小麦粉により不溶化されて症状を起こさなくなるからです．

　この理由を検討しますと，面白いことがわかりました．小麦粉と混捏後に焼いたパン中の牛乳抗原について検討しますと，カゼインの抗原性はほとんど低減化されませんが，β-ラクトグロブリンの抗原性は非常によく低減化され，抗原タンパク質として検出されなくなります（表 4-8 参照，p.104）．そのため，カゼインが分解されて抗原性がなくなっているペプチドミルクを用いてパンを焼くと，ペプチドミルクに残っている β-ラクトグロブリンも不溶化されて抗原性が低下し，牛乳アレルギーがあっても食べることが可能になります．

(c) 加水分解による低アレルゲン化

　牛乳アレルゲン除去調製粉乳や醸造した食品である醤油中の小麦がこのよい例です．

①牛乳

カゼインは加水分解により低アレルゲン化します

　カゼインの低アレルゲン化には加水分解が有効であり，容易に加水分解されます．実際に，牛乳アレルギー児に対して牛乳アレルゲン除去調製粉乳として用いられているカゼイン加水分解乳はこの性質を利用して調製してあります（表 4-7）．牛乳を使用する料理や菓子・パン類では，牛乳の代わりに高度加水分解乳（＝アレルゲン除去調製粉乳）や部分加水分解乳を用いることにより，食品中に含まれる牛乳の抗原性を段階的に増やしていくことが可能です．

②小麦

醤油中の原材料である小麦は醸造の過程で完全に分解されます

　大豆，小麦，食塩を原材料とした醤油では，小麦タンパク質の 1 つであるグリアジンは分解されて検出できないレベルまで下がります．そのため，重症の小麦アレルギー児でも醤油は安全に使用可能です．

表 4-8　パン 1 g 中の牛乳抗原量

	β-ラクトグロブリン		カゼイン	
	従来法	FASPEK®	従来法	FASPEK®
白パン	<0.4 μg	3.2 mg	6.7 mg	6.4 mg
パンドミー	<0.4 μg	1.4 mg	3.2 mg	2.4 mg

B 「食べること」を目指して安全に行う食物経口負荷試験と食事療法の実際

Point
- 「食べること」を目指した食事療法を行うための食物経口負荷試験は安全に行う必要があります
- 負荷食品の選定と総負荷量の決定が，安全性の確保と負荷試験結果を食事指導につなげるためのポイントです
- 食物の加熱・調理による抗原性の変化を知ることがQOLを考慮に入れた食事指導につながります

　食品除去が必要な間は，原材料として原因と診断された食物が使用されていない食品を摂取します．食品除去の目的が「食べること」であることを忘れずに行う，正しい抗原診断に基づく必要最小限の食品除去が食事療法の基本となります（表4-9）．栄養面や調理特性の代替にも配慮した食品別の食品除去の要点については，第1章をご覧ください（p.24）．

1　原因食物の確定のための食物経口負荷試験を安全に行う方法

　正しい抗原診断に基づく必要最小限の食品除去の目的は，摂取回避を続けることではなく，早期の耐性の獲得，すなわち，症状を起こさずに「早く」，「安全に」，「食べること」です．
　まず，食物アレルギーの確定診断（原因抗原の同定）のための食物経口負荷試験（以下，負荷試験）を安全に行うことが必要です．
　治療として行う一定期間の食品除去後には除去解除のための負荷試験を行い，その結果から抗原量に基づいて「食べること」を目指した食事療法を行います．

食物アレルギーの確定診断（原因抗原の同定）のための食物経口負荷試験
　負荷試験は，ある食品が食物アレルギーの原因抗原であることを確定するために，免疫学的機序の関与の証明と合わせて行う試験です．その結果を「食べること」を目指した必要最低限

表4-9　食事療法の基本

1. 正しい抗原診断に基づく「食べること」を目指した必要最小限の食品除去
   ① 原因食品の除去
   ② 調理による低アレルゲン化
   ③ 低アレルゲン化食品の利用
2. 除去食品の代替による栄養面とQOLへの配慮
3. 安全に摂取することを目指した食事指導と体制作り
4. 成長に伴う耐性の獲得を念頭に置き，適切な時期に除去解除

の食品除去を行うための食事指導に活かすことを，最終目的にしています．

　詳細な問診と食物日誌の記録，免疫学的検査の結果を参考にして，負荷試験の適応の有無を決定します．特に低年齢児の原因抗原診断においては，慎重に検討し，既往歴と臨床検査（抗原特異的IgE抗体のレベルや好塩基球ヒスタミン遊離試験）により，原因抗原が同定できる場合には，安全性の確保のために負荷試験を実施しないで，治療としての食品除去を行う選択も重要です．

(a) 食物アレルギーの関与するアトピー性皮膚炎における除去試験に引き続き行う確定診断としての経母乳負荷試験

　食物がアトピー性皮膚炎などの慢性に経過する疾患の原因として疑われる場合には，除去試験に引き続き負荷試験を行います（図4-2）．

　食物以外の原因・悪化因子の回避と適切な対症療法を行っても症状が軽快しない場合には，原因と疑う食物の摂取を2週間，完全に中止する除去試験を行います．このときには，授乳中の母親の食事内容からも完全に除去することがポイントです．食物アレルギーの関与するアトピー性皮膚炎の原因食物の診断を行ううえで，とても重要な試験です．

　症状が消失ないし改善された場合（除去試験陽性）には，免疫学的検査結果も考慮に入れたうえで，原因食物の確定のための負荷試験の適応の有無と実施方法を決定します．

①母乳摂取中で離乳食開始前のアトピー性皮膚炎乳児における経母乳負荷試験

　離乳食開始以前であるので，経母乳負荷試験を行います．

　母親に負荷する食品の量は，通常の1回摂取量（例えば，卵1個，牛乳200 mL，うどん1玉，食パン1切れなど）とします．調理形態も母親が日常的に摂取する形態のなかで最も抗原性の

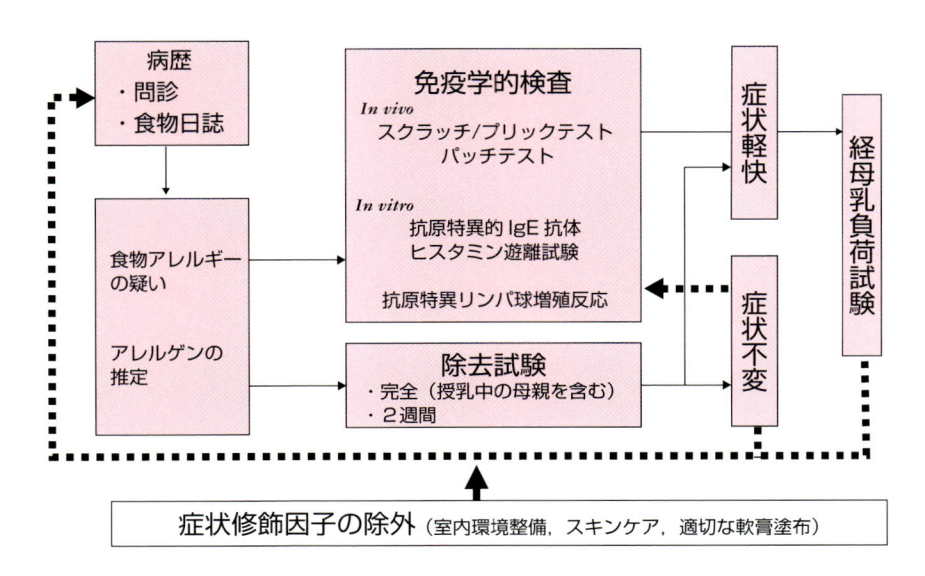

図4-2　食物アレルギーの関与するアトピー性皮膚炎における原因抗原診断手順

高いものを使うことが望ましく，例えば，生卵を摂取する習慣がある場合には，生卵を負荷します．

摂取後の授乳により，児に出現する発赤，かゆみ，数個のじんま疹などの軽い即時型反応とその後の湿疹の出現・悪化などの症状を観察します．湿疹病変は6〜8時間から1〜2日後に出現します．

症状の出現がないときには，その食物がアトピー性皮膚炎の原因とはなっていない，と診断できます．

このときに注意しなければならないのは，アトピー性皮膚炎の原因ではない，と診断された食物でも，抗原特異的IgE抗体陽性により感作されていることが確認される場合には，離乳食として直接摂取すると即時型反応を起こす可能性があることです．このことをよく理解して食事指導をするようにしましょう（第1章図1-1参照，p.5）．

②離乳食としてあるいは食事として摂取したことのある食品による負荷試験

食物抗原特異的IgE抗体陽性で，その食物に感作されていることが確認された場合に，低年齢児では即時型反応が出現する可能性を念頭に置いて，慎重に負荷試験を行います

それまでに摂取したことがある量を初回の負荷試験における総負荷量とすることにより，重篤な即時型反応の回避をはかります．負荷試験陰性であった場合には，年齢に応じた摂取量まで総負荷量を増やしていきます．

(b) 即時型反応が主症状である場合の原因抗原の診断における負荷試験
①負荷試験の適応の有無の決定

食物摂取による即時型反応が数か月〜1年以内に認められ，食物日誌から完全に除去していることが確認された場合には，負荷試験の適応の有無を慎重に決定します．適応の決定には，抗原特異的IgE抗体測定や好塩基球ヒスタミン遊離試験などの検査結果を参考にします（詳しくは『乳幼児の食物アレルギー』第2章参照）．このときの負荷試験の目的は原因抗原の診断であるため，感作が証明され，臨床検査結果や誘発症状の重篤さから，微量の食物で負荷試験が陽性となることが予測される場合には，安全性を重視して負荷試験を行わずにそのまま除去を続け，数か月〜半年後に再評価を行います．

②負荷食品の種類と総負荷量の決定

負荷試験の適応があると判断した場合には，負荷食品の種類と総負荷量を決定します．

重症例においては安全性の確保のために，まず，現在の摂取状況を確認します．食物日誌の記録から加工食品など微量でも摂取していることが確認できれば，負荷食品の種類や初回の総負荷量の決定の参考になります．

完全除去が確認できた場合には，初回総負荷量を微量に設定します．負荷試験陰性であった場合には，段階的に総負荷量を増やして負荷試験を行います．また，負荷間隔を長くすることにより，重篤な症状が出る前に負荷試験陽性の判定が可能となるため，安全性は向上します．

（c）抗原特異的 IgE 抗体陽性を根拠に除去中の食品の負荷試験

　血液検査にて抗原特異的 IgE 抗体が陽性であったことのみを理由として食品除去が指導されている場合があります．この場合には，まず，食物日誌により除去の状態を確認します．完全除去が確認された場合には，摂取時に発現するアレルギー症状の強さを抗原特異的 IgE 抗体から予測することが困難ですので，初回摂取を負荷試験として行います．特に，完全除去を長期にわたり続けている症例では過敏状態に陥っていることが多く，抗原特異的 IgE 抗体のレベルが低くても微量の抗原で即時型反応を起こす例があるので，十分な問診と食物日誌により摂取状況をよく確認したうえで，総負荷量を決定します．

　食物日誌により少量でも摂取していることが確認された場合には，その量と同等の抗原を含む食品を用いて 1 回投与試験を行い，陰性であれば摂取開始します．このときの摂取量が少ない場合には，負荷量を増量した 1 回投与試験陰性を確認することを繰り返しながら摂取量を増やしていきます．摂取量がある程度増えた段階で通常摂取量による負荷試験を行い，陰性を確かめて除去解除へと進みます．

2　「安全に食べる」ことができる量を決定して行う食事療法

必要な期間の除去を続けた後は，除去解除のための食事療法を開始します

　これには，大きく分けると次の 2 つの場合があります．
- 耐性の獲得（普通量を摂取しても症状が誘発されない）が期待できる場合
- 耐性の獲得には至っていないが，少量は摂取可能であると考えられる場合

耐性の獲得や摂取可能量の決定のための負荷試験の目的は「安全に食べる」ことができる量の決定であることを忘れずに負荷試験を行います

　耐性の獲得や摂取可能量の決定には，食物経口負荷試験を行うのが原則ですが，このときの負荷試験の目的は「安全に食べる」ことができる量の決定です．負荷食品の選択と負荷総量の決定が大事です．

負荷総量の決定に必要な情報

　一番難しいのは負荷総量の決定です．負荷総量の見極めには既往歴の把握，抗原特異的 IgE 抗体のレベル，好塩基球ヒスタミン遊離試験におけるヒスタミン遊離曲線のパターン，現在の除去の程度と除去期間，食事記録などを組み合わせて判断します．

負荷間隔は 30 分以上あけます

　食物は消化・吸収された後に重篤な症状を起こします．そのため，負荷間隔を 30 分以上あけて，症状の発現がないことを確かめてから負荷量を増やします．急がないで，ときには 2 日に分けて負荷するほうが安全かつ，その結果を食事指導に生かすことを可能にします．

負荷試験中止の決断が大切です

　「安全に食べる」ことができる量を決定することを目的とした負荷試験，あるいは 1 回投与試験では，必ずしも強い症状が出るまで負荷試験を続ける必要はありません．重症例では口腔内違和感を訴えた時点で負荷を中止し，様子を観察します．訴えが強い場合や症状の拡大傾向がある場合には，抗ヒスタミン作用のある薬の内服をします．

(a) 耐性獲得の診断のための負荷試験とその結果の治療への応用

食物アレルギーの治療として食品除去を一定期間行った後には，耐性を獲得していることを確認して，食品除去を解除するための負荷試験を行います．

耐性を獲得したことを確認して除去を解除していくための負荷試験ですので，日常的に摂取する食品，あるいは同等の抗原性を有する標準負荷食品を用いて行います．

①耐性獲得確認のための負荷試験陰性のとき（表 4-10）

年齢に応じた 1 回摂取量を総負荷量とします．摂取食品としては負荷食品そのもの，あるいは同等の抗原性を有する食品から開始し，食品の抗原性を基準にして摂取食品の幅を広げていきます．

摂取量は総負荷量の 1/2 または最終負荷量（多くの場合に，両者は一致）から開始し，通常摂取量（＝総負荷量）まで増量します．

摂取間隔は食品の種類にもよりますが，週 1～2 回から開始し，その食品の通常の摂取頻度まで増やしていきます．このときには急性の症状のみならず，アトピー性皮膚炎など慢性の病変が新たに出現しないかどうかについても，よく観察します．通常の調理法で調理した食品を通常量摂取し続けても，急性および慢性の症状が出ないときに，耐性の獲得が確認されたことになります．

②耐性の獲得が確認できなかった（＝負荷試験陽性）とき

臨床経過や検査結果から耐性の獲得が期待できたのにもかかわらず，負荷試験陽性であったときの対応は，症状誘発までの総負荷量とそのときの症状の重篤さにより決定することになりますが，2 通りの対応があります（表 4-11）．
①そのまま除去を続け，数か月～1 年後に再度負荷試験を実施
②閾値以下の量の摂取を開始

食事記録や好塩基球ヒスタミン遊離試験などから，耐性の獲得が予測されたにもかかわらず，通常摂取量を総負荷量としたために負荷試験陽性となった場合には，閾値以下の量から摂取を開始することができます．

表 4-10　耐性獲得確認のための負荷試験陰性のときの食事指導のポイント

摂取食品	● 負荷食品そのものまたは負荷食品と同等以下の量の抗原を含む食品から開始 ● 普通の食生活で摂取する食品に拡大
摂取量	● 総負荷量の 1/2 量または最大 1 回負荷量より開始 ● 通常の 1 回摂取量（＝総負荷量）まで増量
摂取間隔	● 週 1～2 回から開始 ● 摂取頻度が増えても症状の再燃がないこと（アトピー性皮膚炎の悪化も含む）を確認しながら日常的に摂取する頻度まで増やす

このときには，安全に摂取できると考えられる1回摂取量を1回投与試験陰性により再確認してから摂取開始し，週1〜2回の頻度で摂取を続けます．増量時には1回投与試験を行い，陰性を確認して増量します．

(b) 摂取可能量の確認のための負荷試験とその結果の治療への応用

　除去開始後，誤食のエピソードなどより，まだ耐性獲得には至っていないと診断された場合でも，安全に摂取可能な食品の種類と量を把握して食事指導に反映させ，少しずつでも摂取を開始していくことはQOLの改善につながるのみならず，耐性獲得のためのステップとしても重要です．

　負荷食品の選定を抗原量に基づいて行い，総負荷量を微量に設定すれば，重症例においても実施が可能です．多くの場合，負荷試験ごとに総負荷量を漸増して，時間をかけながら耐性を獲得していくことができます．特に，抗原量の微妙な調節が可能な卵において，耐性の獲得をはかる方法として有用です．

　症状が誘発されなかった最終負荷量の1/2量を続け，1か月間，誘発症状がなければ，その2倍量（＝最終負荷量）による1回投与試験により，陰性を確認します．この量を1か月間，週1〜2回の頻度で摂取を続けます．その後は増量幅を最終負荷量の1/2量〜同量として，誘発症状出現を回避しながら慎重に増量をはかります．この繰り返しにより，半年〜数年かけて耐性の獲得をはかります．

閾値の低い重症例では，安全性の確保のために1回摂取量を抗原コンポーネントレベルで10 μg 程度から開始します

　この方法では，「安全に食べる」ことを目標としています．そのため，口腔内違和感や軽度の腹痛などのヒスタミン H_1 受容体拮抗薬の有効な範囲の軽微な症状が出現した時点で増量をやめ，1段階前の量を1か月以上続けたうえで，再度増量を試みます．抗原量に基づいて慎重に増量することが成功するコツです．たとえ，軽度であっても症状が出現したときには，緊急常備薬内服を原則とします．筆者の経験では，ザジテン®DSが最も即効性があり有効でしたので，後発薬品変更不可として1回量0.03 mg/kg（最大量1 mg）処方して，常に携帯するよう指導しています．

　この摂取可能量を確認して「食べていく」治療は，専門施設において食物アレルギーの診療

表4-11　耐性獲得確認のための負荷試験陽性の場合の食事指導

①食品除去を続け，数か月〜1年後に再評価
　● 閾値が低いとき
　● 誘発症状が重篤であったとき

②閾値以下の量から摂取開始するための条件
　● 食事記録から耐性獲得が強く予測されたとき
　● 閾値が高いとき
　● 全量負荷後の誘発症状が軽いとき
　● 再負荷試験あるいは1回投与試験により摂取可能量を決定できたとき

に習熟した医師により行われる治療です．

3　負荷試験結果を食事指導に活かすための負荷食品の選び方

　負荷試験結果を食事指導に活かすために重要であるのは，負荷食品の選び方です．負荷食品の選定法によって，その後の食事指導の行いやすさは大きく異なってきます．

　負荷試験を安全に行い，その結果を食事指導に活かすための鍵を握っているのは，抗原量に基づいて選定する負荷食品です．そのポイントについて抗原コンポーネントタンパク質ごとに加熱調理や副材料の影響の受け方が異なる卵と牛乳を例にあげて説明します．

　卵のように加熱調理や副材料の影響を大きく受けるものを負荷食品として，段階的に抗原量を増やしながら安全に負荷試験を行うためには，食品中に残存する抗原量の再現性の高い調理法を選ぶ必要があります．

　この負荷食品の選び方により，負荷試験結果をその後の食事指導にうまく反映させることができるかどうかが決まります．

調理による食品の抗原性の変化について抗原コンポーネントタンパク質別に理解する

　食品そのものを負荷食品として用いる場合には，卵のように非加熱と加熱とで抗原性が大きく変わるものでは特に注意が必要です．また，卵や牛乳のように，同一の食品中でも抗原コンポーネントタンパク質により加熱・調理による低アレルゲン化の起こり方が異なるものでは，負荷試験結果を食事療法に反映させるときに注意が必要です．

卵では生卵，牛乳では家庭での再加熱を行わない牛乳の抗原性が最も高い

　生卵，牛乳などのように，その食品のなかではすべての抗原コンポーネントタンパク質において最も抗原性が高い形のものを負荷食品として用いた場合には，負荷食品相当量を原材料として使用したすべての種類の調理食品の摂取が可能ですが，逆は成り立たないことに注意する必要があります．

　　　例1：生卵5gの負荷試験が陰性の場合には，生卵5gをつなぎに使用したハンバーグステーキや固ゆで卵，炒り卵の卵5g相当分を摂取することができますが，生卵5gを使用して調理したハンバーグステーキや固ゆで卵5gを摂取することができても，生卵や炒り卵は5gどころか1gでも摂取できる保障はありません（表4-13参照）．

　　　例2：牛乳10 mLの負荷試験が陰性の場合には，牛乳10 mL相当量が入っているパンを摂取することができますが，この場合にも逆は成り立ちません（図4-3）．

負荷食品の抗原性は同じ調理条件では原材料として使用する量に比例します

　卵のように加熱調理や副材料の影響を大きく受けるものについては，調理条件による抗原性の変化をよく理解したうえで，負荷試験の結果から摂取可能な食品を具体的に示しながら，食事指導を行う必要があります．卵に関しては再現性がよく，かつ均一に加熱できる調理法を選ぶ必要があります．

固ゆで卵と炒り卵ではOVA量が大きく異なります

　卵の加熱食品である，固ゆで卵と炒り卵を例にあげて説明します．卵タンパク質中の抗原コンポーネントタンパク質である，卵白アルブミン（OVA）とオボムコイド（OM）の加熱による低

	摂取可能量[*1]	カゼイン	β-ラクトグロブリン	牛乳摂取可能量[*2]
パン	50 g	335 mg	0.080 mg	0.1 mL
バターロール	66 g	336 mg	0.028 mg	0.03 mL
クッキー 10枚	40 g	340 mg	0.260 mg	0.3 mL
卵ボーロ 30〜35個	20 g	340 mg	0.098 mg	0.12 mL

牛乳 10 mL
カゼイン 340〜470 mg
β-ラクトグロブリン 2.7〜7.9 mg

[*1]: 牛乳 10mL 負荷試験陰性であったときの摂取可能量
[*2]: パン,クッキー,卵ボーロを左欄の量用いた負荷試験陰性であった場合に摂取可能な牛乳の量

図 4-3　牛乳負荷試験をパスしたときの摂取可能食品量

アレルゲン化の起こり方は大きく異なっています．ともに，"よく加熱した卵料理"である，固ゆで卵と炒り卵のOMの抗原量が同レベルになる量の固ゆで卵と炒り卵中のOVAの抗原量には大きな差があります．固ゆで卵1個中のOVAは，炒り卵1/800〜1/1,800個中のOVAに相当します（表4-1）．

ほぼ同量のOMを含む，固ゆで卵と炒り卵を負荷食品とした負荷試験が陰性であった場合に，摂取できる食品の目安を表4-12に示しました．
固ゆで卵の「食べる」側から見た抗原性はOVA≪OMであるので，負荷試験をパスしても食事指導への応用は難しいです

固ゆで卵ではOVAが固く凝固するため，「食べる」側から見たOVAの抗原量は生卵の約1/10,000に減っています．OVAの「食べる」側から見た抗原性がこれほど減る調理法は，固ゆで卵以外にはありません．

そのため，固ゆで卵の負荷試験をパスしても，炒り卵はもちろんのこと，卵が原材料として少量しか使われていない卵ボーロやクッキーさえも摂取できるとは限りません．卵が凝固する性質を利用したハンバーグステーキ中のOVAの抗原量は，20分固ゆで卵の同じ量の卵相当量に比べると，10倍以上の抗原が残っていますが，煮込むことにより，OVAは2倍にまで，OMは1/3にまで減少します（表4-13）．

卵ボーロやクッキー中のOVAは，片栗粉や小麦粉の影響で硬く凝固することが妨げられるために，OMとほぼ同じ強さの抗原が残っています．ほぼ同量の卵を原材料として使用した卵ボーロとビスケットで比較すると，「食べる」側から見たOVAとOM量は卵ボーロのほうが10倍も多くなっていることがわかりました（表4-6，p.80）．

一方，12分固ゆで卵とほぼ同量のOMを含む炒り卵からは，固ゆで卵に比べて600倍以上のOVAが検出されます．炒り卵には，同レベルの量のOVAとOMが含まれています．そのため，3分間炒り卵1/20個分を負荷食品として用いた負荷試験をパスした場合には，卵ボーロ

やクッキーは普通量摂取できますし，少量の卵をつなぎに用いたハンバーグステーキやマヨネーズも摂取可能であり，食事の幅は大きく広がります（表4-12）.

抗原量の多い負荷食品を用いると，誘発される症状も重篤になる可能性が高いのですが，一方では負荷試験陰性であったときの食事指導は容易になります．**牛乳についても抗原コンポーネントタンパク質レベルで「食べる」側から見た抗原性を理解して食事指導を行う必要があります**

表4-12 鶏卵負荷試験結果を反映させた食事指導用卵含有食品摂取可能量の目安
～OM量を一定にした「加熱卵料理」における比較～

摂取可能な食品の量 ／ 負荷試験陰性食品の量	20分固ゆで卵（1/8個）OVA 69.8 μg OM 65.5 mg	12分固ゆで卵（1/16個）OVA 75 μg OM 62.5 mg	3分間 炒り卵[*3]（1/20個）OVA 49 mg OM 64 mg
煮込みハンバーグ[*1]		2/3 個	4 個
ハンバーグステーキ[*2]		1/10 個	1 個
マヨネーズ		摂取できず	7 g
バターロール		1/50個でも症状が出現することあり（大量生産のバターロールは1個可）	12 個
卵ボーロ（1個：0.45〜0.5 g）		摂取できず	15〜80 個
卵入りビスケット（1枚：4 g）		1/20 枚	20 枚
カステラ		摂取できず	40 g（大2/3切れ）

[*1]，[*2]とも1個中に全卵5g，牛肉50gを含み調理前の重量75g
[*1]：蒸し焼き10分＋煮込み15分
[*2]：蒸し焼き10分
[*3]：よく熱したフライパンに溶き卵を流し入れ，パラパラになるまで弱火で3分間かき混ぜ続ける
・OVAが凝固するゆで卵ではOVAの低下が著明であり，凝固性を利用した食品のみ少量摂取可能と判定
・OVAとOMを同等に不溶化させた食品を負荷食品とするほうが負荷試験結果を食事指導に生かしやすい

表4-13 卵5gを含む料理中の「食べる」側からみた抗原量

加熱条件	OVA	OM
生卵	1,052 mg	850 mg
ハンバーグステーキ	691 μg	41 mg
煮込みハンバーグ	91 μg	14 mg
12分固ゆで卵	120 μg	100 mg
20分固ゆで卵	56 μg	52 mg
3分間炒り卵	98 mg	128 mg

牛乳タンパク質もβ-ラクトグロブリンが加熱や副材料の影響により，「食べる」側から見た抗原性が大きく低下するのに対して，カゼインの抗原性は調理による影響を全くといって受けません．そのため，負荷試験の食事指導について気をつけなければならないことを図 4-3 の例について説明しましょう．

　牛乳 10 mL にはカゼインが 340 mg 以上含まれています．パンやクッキー，卵ボーロ中の，β-ラクトグロブリンの「食べる」側から見た抗原量はカゼインの抗原量に比べて非常に少なくなり，牛乳 10 mL 中のβ-ラクトグロブリンの抗原量を超えることはありません．そこで，牛乳 10 mL の負荷試験が陰性であった場合には，カゼインの抗原性だけを考慮すればよく，カゼインの抗原量を基準にしてカゼインが 340 mg 以下のパンなどの摂取可能量を示すことができます（左側）．ところが，このなかに含まれるβ-ラクトグロブリン量は，右欄に示すように非常に少なくなっています．

　逆に，右欄のパンなどの負荷試験が陰性であった場合を考えてみましょう．負荷食品中のβ-ラクトグロブリンの量が非常に少ないため，この負荷試験結果をもとに安全に摂取可能と判断できる牛乳量は非常にわずかであり，10 mL にはとても及びません．牛乳 10 mL 摂取できれば，パン 50 g を摂取できますが，パン 50 g 摂取できても，牛乳は 0.1 mL しか摂取できないかもしれません．

　このように，食品中の抗原コンポーネントタンパク質が複数含まれていて，しかも，それぞれの抗原コンポーネントタンパク質が加熱や副材料により異なる影響を受けるときには，負荷試験の結果は一方向にのみ食事指導に反映させることが可能であり，逆は必ずしも成り立たないことを理解することが大切です．

　卵と牛乳の例からもわかるように原材料としてのタンパク質量だけをもとにしたのでは，安全な食事指導を行うことはできません．

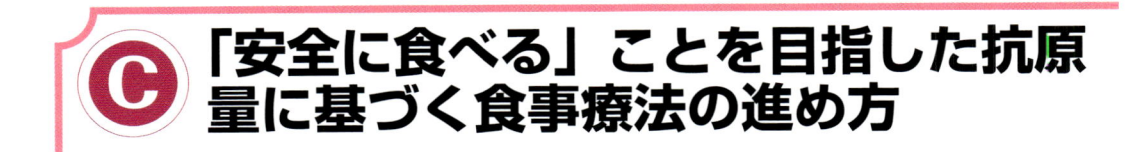

C 「安全に食べる」ことを目指した抗原量に基づく食事療法の進め方

Point
- 「食べる」のは食物ですが，アレルギーを起こすのは抗原コンポーネントタンパク質です
- 加熱調理や副材料が食物の抗原性におよぼす影響を抗原コンポーネントレベルで理解することがまず大事です
- 抗原コンポーネントレベルで抗原性を理解したうえで，抗原量に基づいて「食べる」量を漸増していくことが「安全に食べる」ことにつながります
- 「安全に食べる」ためには，口腔内違和感や軽度の腹痛の段階で気付くことと緊急常備薬の内服により初期症状にとどめることが大切です

一定期間，原材料に原因となる食物を全く使用しない除去食を行ったあと，徐々に摂取する抗原タンパク質量を増やしていきます．これまでに述べてきましたように，食品中の抗原コンポーネントタンパク質により加熱調理や副材料による抗原性の変化の仕方が異なります．食物の多くは調理されてから摂取されますので，食物の加熱・調理による抗原性の変化を抗原コンポーネントタンパク質レベルで理解することは，食事指導を行ううえで極めて重要です（表4-14）．

表4-14 「食べる」側から見た食品の抗原性について知っておくべきこと

- 「食べる」側から見た食品中の抗原コンポーネントタンパク質の強さを決めるもの
    - ①原材料として使用する食物抗原タンパク質の量
    - ②加熱や副材料による抗原コンポーネントタンパク質ごとの不溶化の程度
- 摂取抗原量を増やしていく2通りの方法
    - ①原材料としての食物抗原タンパク質の使用量を増やしていく方法
    - ②原材料である食物中に残存する抗原コンポーネントタンパク質の抗原性を徐々に強くしていく方法

卵

1 卵の抗原量に基づいて「安全に食べる」ことを目指した食事療法の進め方

(a) 食品中の卵白アルブミン(OVA)とオボムコイド(OM)の「食べる」側から見た抗原性の評価の原則

①原材料として用いる卵の抗原性と使用量を漸増していく方法（卵黄のみ→全卵を使用）

- 鶏卵中の主要抗原は，主として卵白中に存在する卵白アルブミン（OVA）とオボムコイド（OM）です．同じ調理法であれば原材料として用いる卵白の量が，そのまま抗原性の強さに比例することになります
- 卵のきれいな黄色，おいしさは卵黄によるものが多く，また卵の重要な調理特性の1つである凝固性は，卵黄だけでも発揮できます
- 乳幼児期に不足しがちな鉄やビタミンDを含む卵黄を上手に利用しましょう

卵黄のみからスタート

- 全卵の代わりに卵黄だけを使用しても調理可能なレシピでは，卵黄のみを用いる場合を基本として卵白の使用量を増やしていきます
- さらに加熱時間の延長などにより抗原性の調整を行います

卵白タンパク質量の増量の仕方を図4-4に，そのときの抗原量を表4-15に示します．

図4-4 卵白タンパク質の増量方法

①卵黄のみ（卵白完全除去・卵黄膜除去）
↓
②卵黄＋微量の卵白（卵黄膜周囲の卵白混入）
↓
③全卵（使用する全卵の量で調節）

表4-15 卵黄または全卵1g中のOVA，OM量

	OVA (mg)	OM (mg)
①卵黄膜除去卵黄（卵白除去）	0.19	0.26
②卵白少量混入卵黄	5.9	5.6
③全卵	210	170

卵黄は卵白と卵黄膜を除いたものからスタートします．

卵黄の分離の仕方

> 卵の殻か卵分離器を用いて卵白をできるだけおとす
> ↓
> 取り出した卵黄をクッキングペーパー上で転がして周りの卵白をからめとる
> ↓
> 卵黄膜に穴を開け，中の卵黄のみ容器内に回収する

②調理条件によるOVAとOMの抗原性の調節

調理条件（調理法と温度）と加熱時間の抗原性に及ぼす影響（抗原量測定結果による）

- 調理条件（調理法と温度）と加熱時間を変化させることにより，食品中のOVAとOMの抗原性を調整することができます
- 蒸し料理や煮込み料理による低アレルゲン化は再現性が高く，食事指導に用いやすい安定した調理法です
- 調理法を問わず，中心温度が100℃に近い状態が長いほど，低アレルゲン化します
- オーブンや電子レンジを用いた調理法では，機種によりでき上がった料理中の抗原性に差が出ることに注意しましょう．この場合にも設定温度やワット数を高くするほど，また調理時間を長くするほど，低アレルゲン化が進みます

↓

- 安全に，かつ効果的に食事指導を行うために，それぞれの材料と調理法から最も抗原性が低い食品からスタートし，抗原性の高い食品へと段階的に進めていきます

③副材料との関係

小麦粉などの副材料によりOVAの凝固は妨げられ，OMの不溶化が起こります．その結果として，「食べる」側から見たOVAとOMの抗原性は同一レベルになります．

OVAの抗原性は凝固による低下が大きく関与

- 卵料理中OVAの抗原性は固ゆで卵のように固く凝固させたもので最も低くなります．固ゆで卵中のOVAはOM量の数千分の1ぐらいしか検出できなくなります
- 小麦粉などの副材料を用いてOVAが固く凝固することを妨げますと，「食べる」側から見たOVAの抗原性が高くなります．OMは小麦中の成分と結合して不溶化するため，「食べる」側から見た抗原性が低下します
- ケーキやクッキー中のOVAはOMよりも多く検出されることが大半です

（b）抗原性に基づいて安全に卵タンパク質摂取量を増やしていく漸増法の実際

卵アレルギー児に対して行う漸増法による寛解導入は，食物アレルギーの診療に精通した医

師が食品の抗原性についてもよく理解したうえで，安全性の確保を第一に考えて行う治療です．

安全性の確保が重要：口腔内違和感が出現した時点で対応

- 卵の抗原漸増法による寛解導入は，重篤な症状を回避して日常生活のなかの食事療法として行うことを目的としますので，口腔内違和感などの軽い初期症状が出た時点で摂取を中止し，ヒスタミン H_1 受容体拮抗薬などの緊急常備薬を内服して症状を観察します

- ヒスタミン H_1 受容体拮抗薬内服後も症状が進行するときには，医療機関を受診します
- 喉頭浮腫による症状が出現したときや症状の進行が早いときには，救急車を要請し，エピペン®の処方を受けている場合には，アドレナリンの筋肉内注射を行います

卵料理，卵を使用した焼き菓子，蒸し菓子の OVA と OM の関係をよく理解しましょう

- OVA と OM のパターンで分けた分類に基づいて食事指導を行います（表 4-1 参照）
- 「食べる」側から見た OVA と OM の抗原性のパターンから，Ⅰ～Ⅲ群に分類できます
- 同一群でしかも OVA と OM の関係が同一のものでは，原材料として用いる卵の量により食品中の抗原量が決まります
- 固ゆで卵による負荷試験をパスした場合には，茶碗蒸しの摂取可能量が推測できます（Ⅰ群）
  - OVA と OM の関係が固ゆで卵とほぼ同一のものとして，茶碗蒸しをあげることができます
  - 煮込みハンバーグ，ハンバーグステーキへの応用も可能です（表 4-13 参照，p.90）
  - 12 分固ゆで卵 1/10 の負荷試験陰性であれば，全卵 5 g 使用した煮込みハンバーグ 1 個を摂取可能ですが，ハンバーグステーキは 1/6 しか摂取できない可能性があります
- Ⅰ群からスタートしてⅡ群へ進みます

2　耐性の獲得を目指した卵の抗原量漸増法

(a) まずⅠ群で OM の耐性の獲得をはかります

　OM の耐性の獲得をはかるためには，OVA の抗原性が OM の抗原性に比べると考慮に入れる必要性が少ないほど低下している食品が適しています．そのため，OM に比較して OVA の抗原性が著明に低下しているⅠ群の食品（表 4-1 参照，p.75）を選び，OM の摂取量を徐々に増量します．

　この方法を実行に移すための条件を最もよく満たすⅠ群中の卵料理は，固ゆで卵です．

　固ゆで卵中の OVA の抗原性は OM の数千分の 1 以下となります．そのほかにも，原材料として用いる卵の使用量の調整がしやすく，調理法を一定にしやすいという条件のもと，凝固性の利用により OVA の抗原性が OM に比べて 1/50 以下となるような食品（ハンバーグステーキなど）を選びます．固ゆで卵中の OVA，OM の絶対量は多いため，ハンバーグステーキのように卵を少量用いる料理から始めると抗原量の調節が容易です．

①調理食品中の少量の卵を用いる場合
衣やつなぎから開始

- 揚げ物の衣やハンバーグステーキのつなぎなど，卵の使用量が少なく，かつ，全卵の代わりに卵黄を使用しても調理できる料理を選びます
- 図4-4のように卵白をできるだけ入れないようにした卵黄から開始し，次第に混入する卵白の量を多くしていきます．全卵の代用として卵黄が使用できる衣やつなぎに用いることから始めます．通常使用量の数分の1から開始し，3〜4回で通常使用量となるように増やします
- 卵の使用量も家族全体で卵黄のみ1/2個，1個，全卵で1/4個，1/2個，1個というように，使用する卵の量（特に卵白の量）を漸増します
- 揚げものの衣に使用するときには，さつま芋の天ぷらやトンカツなど，しっかりと揚げることができるものを選びます．かき揚げのように衣が多く，火の通りの悪い部分ができる可能性があるものや，コロッケのようにあまり長く揚げることができないものは避けます（図4-5）
- 煮込みハンバーグは野菜類と一緒にたっぷりのスープのなかで煮込みます．100℃近辺の加熱を確実に行い，調理時間を調整できるものを選ぶことがポイントです（図4-5）

- 揚げ物の衣（さつま芋の天ぷら，トンカツなどよく揚げることができるもの）
    ①卵黄のみ（水で2倍に薄める）
    ②卵白少量混入卵黄
    ③全卵（使用量を漸増し通常量まで増量）
        例：家族全員で全卵1/4個 ⇒ 1/2個 ⇒ 3/4個 ⇒ 1個
- 煮込みハンバーグ（両面蒸し焼き10分＋煮込み30分）
    ①卵黄のみ
    ②卵白少量混入卵黄
    ③全卵（使用量を漸増し通常量まで増量）
        例：家族全員で全卵1/4個 ⇒ 1/2個 ⇒ 3/4個 ⇒ 1個
- 煮込みハンバーグ（両面蒸し焼き10分＋煮込み20分）
    全卵（使用量を漸増し通常量まで増量）
        例：家族全員で全卵1/4個 ⇒ 1/2個 ⇒ 3/4個 ⇒ 1個
- ハンバーグステーキ（両面蒸し焼き15分）
    ①卵黄のみ
    ②卵白少量混入卵黄
    ③全卵（使用量を漸増し通常量まで増量）
        例：家族全員で全卵1/4個 ⇒ 1/2個 ⇒ 3/4個 ⇒ 1個

図4-5 卵料理中の卵抗原量の漸増法

＊重症度に応じて，初回の摂取量や，増量の間隔が異なります．重症例では，新たな材料を用いるとき，または調理法を変えるときには，負荷試験または1回投与試験として医療機関において安全性を確認してから，同量を家庭で続けます．

＊揚げ物をする習慣がない場合には卵黄のみの煮込みハンバーグから開始します．

②卵そのものを用いる場合

卵料理で抗原量を漸増する場合には固ゆで卵黄から開始します

　卵白が混入しないように分離した卵黄中のOVAは微量である（表4-15 参照）ため，固ゆで卵黄中のOVAの抗原性はほとんどないと考えてよいのですが，卵白中のOMは水分と一緒に卵黄に移行します．水分とOMが卵黄中へ移行していくことは，卵黄を卵白から分離するまでの時間が長くなるほど卵黄の重量とOM量が増えることからわかります（表4-16）．

　重症例では卵白から移行するOM量をできるだけ少なくした固ゆで卵黄から開始します．固ゆで卵作製直後に冷水につけて殻をむき，すぐに卵白から分離した卵黄少量からスタートします．

　固ゆで卵を利用し，卵黄から卵白へと摂取抗原量を増やす方法を図4-6に示します．

表4-16　12分固ゆで卵黄中へのOVA，OMの移行

卵黄と卵白の 分離までの時間	重量	卵黄1gあたりの抗原量		卵黄1個あたりの抗原量	
		OVA	OVM	OVA	OVM
直後	15.48 g	<0.4 μg	11 μg	<6 μg	170.3 μg
1時間	16.65 g	1.3 μg	380 μg	21.6 μg	6.3 mg
3時間	17.70 g	1.5 μg	1.6 mg	26.6 μg	28.3 mg
24時間	18.80 g	1.9 μg	2.8 mg	35.7 μg	52.6 mg

- ●卵黄から開始します
  12分固ゆで卵黄
  ・卵白からすぐ分離した卵黄　　　1/4個 ⇒ 1/2個 ⇒ 1個
  ・30分後に卵白から分離した卵黄　1/4個 ⇒ 1/2個 ⇒ 1個
  ・1時間後に卵白から分離した卵黄　1/4個 ⇒ 1/2個 ⇒ 1個
  ・3時間後に卵白から分離した卵黄　1/4個 ⇒ 1/2個 ⇒ 1個

- ●卵白の増量は20分固ゆで卵0.5g（卵白1/64個≒3時間後に分離した卵黄1個中OM量）からスタートし，12分固ゆで卵へと進みます．いずれも週1～2回摂取します
  ・20分固ゆで卵白0.5g（1/64）⇒ 1g（1/32）⇒ 2g ⇒ 4g ⇒ 8g ⇒ 16g ⇒ 32g（1個分）
  ・12分固ゆで卵白16g（1/2個分）⇒ 32g（1個分）

図4-6　卵抗原の漸増法（固ゆで卵を用いる場合）

その後は量の調整と卵白から分離するまでの時間の延長により，OM 含有量を増やした卵黄を作製し，それを摂取していきます．固ゆで卵作製後，卵白からの分離までの時間がたっても OVA 量の増加は OM 量に比べるとわずかです．

3 時間後に分離した卵黄 1 個中 OM 量は 20 分固ゆで卵 0.5g（卵白 1/64 個）中の OM 量よりわずかに多い程度です．その後は 20 分固ゆで卵白を用いて摂取 OM 量を増やしていきます．

卵白 1/4 個摂取可能となった時点で卵黄を好きなだけ摂取可とします．

＊卵黄の色や味・臭いをいやがる場合には卵白の摂取量を増やすだけで十分です．
＊卵白だけでも嫌がる場合には，みじん切りにした物をポテトサラダに混ぜたり，カレーなどに混ぜます．

③卵を使用した調理食品と組み合わせて進めていくときの注意

固ゆで卵作製 3 時間後に卵白から分離して取り出した卵黄を，症状を起こすことなく摂取可能になれば OM 量に関しては全卵 5 g 入りの煮込みハンバーグ 2 個，ハンバーグステーキ 1/2 個を摂取可能のはずですが，OVA 量は煮込みハンバーグやハンバーグステーキ中に多く残存しますので少量から慎重に与えていく必要があります（表 4-13 参照）．

表 4-1 に示しました I 群の食品（OM 量 ≫＞ OVA 量）を用いて OM に関する耐性獲得を進めていくのが重症例において耐性獲得に導くコツです．

漸増法実施時の注意

- 重症例では同量摂取を続け，受診時ごとに 1 回投与試験を行い，陰性（摂取可能）であれば増量するのを原則にします
- 重症例では I 群の料理から開始し，卵黄から全卵へと進めていきます（図 4-5）
- 重症であればあるほど，開始量と増量幅を少なくします
- 軽症例では，家庭で増量可能ですが，必ず医師の指導のもとに行います
- 摂取間隔は家庭の事情に応じて，週 1 〜 2 回とします．投与は外出前を避けるため，保育園児では夕食時にしか投与できないことが大半です
- その他の I 群の卵料理としては，茶碗蒸しがあります
  ①卵黄のみ，②卵白少量混入卵黄，③全卵，と卵の使用量を漸増していきます．調理時間を長くしたり短くすることによる抗原量の調整が可能です
- 茶碗蒸し：蒸し器を使用して調理

（オーブンの蒸し調理では抗原性の低下の程度が少ない場合があるため蒸し器を使用）

＊蒸し時間は沸騰してからの時間を示す

①卵黄のみ（蒸し時間＊ 30 分 ⇒ 20 分）
↓
②卵白少量混入卵黄（蒸し時間 40 分 ⇒ 25 分）
↓
③全卵（蒸し時間 40 分 ⇒ 30 分 ⇒ 25 分）

(b) 第2段階としてⅡ群の食品を用いて OVA の耐性をはかります

- 中等症～重症卵アレルギー児では，OM 対する耐性を獲得したうえで OVA の抗原量を漸増することにより，安全に耐性の獲得をはかることができます
- 12 分固ゆで卵を摂取できるようになっても，そのなかに含まれる OVA 量は OM 量の 1/1,000 以下です
- パン，クッキーなどの小麦を用いた焼き菓子や卵ボーロ中の OM 量は，通常量を摂取しても固ゆで卵中の OM 量を超えることはありませんが，OVA 量はビスケット1枚，卵ボーロ1粒でも 12 分固ゆで卵1個中に含まれる OVA 量を超えます（図 1-7 p.15，表 4-6 p.46 参照）
- 小麦や牛乳アレルギーのない卵アレルギー児では，卵を原材料の一部に含むパンや焼き菓子を用いると，抗原性の調整が可能になります．小麦により OVA の凝固が妨げられ，OM の不溶化が起こる「食べる」側から見た OVA と OM の抗原性がほぼ同等，あるいは OVA の抗原性のほうが高くなる傾向があります（表 4-1 参照，p.75）．パン，焼菓子を用いた OVA の抗原量漸増法の例を図 4-7 に示します
- OM 1,000 mg 含む 12 分固ゆで卵1個と OVA 760 mg 含むシフォンケーキ1切れの両方を摂取できるようになると，3分間加熱し続けた炒り卵 1/4 個分（OVA 245 mg，OM 320 mg）を安全に摂取できるようになります

スーパーのテーブルロール1口より開始し，通常量摂取可能になればパン屋のテーブルロール1口より開始し，通常量摂取へ
↓
ビスケット，クッキー1枚から開始し，通常量摂取へ
↓
卵黄ボーロ1粒から開始し，20粒まで増量
↓
全卵ボーロ1粒から開始し，10粒まで増量
↓
スポンジケーキ1口から開始し，通常量摂取へ
↓
カステラ1口から開始し，通常量摂取へ
↓
バウムクーヘン1口から開始し，通常量摂取へ
↓
シフォンケーキ1口から開始し，通常量摂取へ

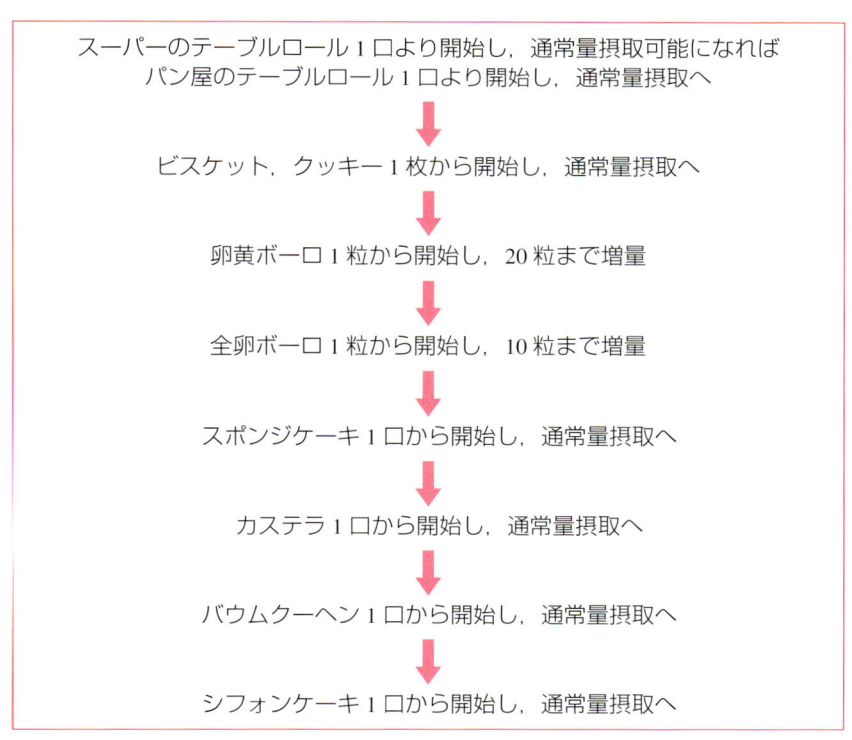

図 4-7　パン，焼菓子を利用した OVA の抗原量漸増法の例（牛乳，小麦アレルギーのない場合）

- 3分間加熱炒り卵 1/4 個分を用いた 1 回投与試験を行います．3分間加熱炒り卵 1/4 個 1 回投与試験陰性であれば，週に 1～2 回摂取を数か月続けたうえで，1 個分の炒り卵を総負荷量とした負荷試験に進みます
- 卵黄を原材料とした普通のマヨネーズであれば，スポンジケーキを 1 切れ摂取できるようになれば，5 g 程度使用可能になります

「卵の抗原性の理解ができれば食物アレルギー対応は簡単です」

　卵の加熱調理による抗原性の変化ほど複雑なものはありません．その理由は表 4-2 をよくご覧になればわかります．卵の主要アレルゲンとされている卵白アルブミン（OVA）とオボムコイド（OM）が加熱や副材料により受ける影響が大きく異なるため，「食べる」側からみたアレルギーの起こし方が違っているためです．

　12 分固ゆで卵と炒り卵はどちらも十分に火が通っていますが，しっかりと凝固する固ゆで卵の OVA は炒り卵に比べて約 800 分の 1 です．それに対して OM はほぼ同量です．詳しくは『乳幼児の食物アレルギー』（診断と治療社，2012）をお読みください．

　一見，よく火が通っていると思われるのに抗原性が非常に高いため，注意すべきものにメレンゲクッキーがあります．これは長時間焼きますが，温度が低いため OVA の抗原性が残ります．

　洋菓子屋さんのシャーベットにも気をつけましょう．舌ざわりを滑らかにするために泡立てた卵白が入っていることがあります．フルーツシャーベットなので卵も牛乳も入っていないと安心して食べると，生卵を食べるのと同じことが起こることがあります．

　意外な現象に遭遇したときにでも，その食品中の抗原タンパク質の量を測定してみますと，納得のいくことが多いことがわかります．卵アレルギーを理解できれば他のアレルギーには簡単に対応できます．

牛乳

1　牛乳の抗原量に基づいて「安全に食べる」ことを目指した食事療法の進め方

(a) 食品中のβ-ラクトグロブリンとカゼインの「食べる」側から見た抗原性

β-ラクトグロブリンの抗原性は"生"の牛乳ですでに低下しています

　市販されている"生"の牛乳は非加熱の牛乳ではありません．もともと抗原性が一定ではなく，また殺菌の目的でさまざまな条件で加熱されているため，抗原性は一定していません．そのため市販の"生"の牛乳では加熱により不溶化しやすい抗原コンポーネントタンパク質であるβ-ラクトグロブリンの抗原性は，カゼインの抗原性に比較して低下しています．

牛乳抗原タンパク質の加熱による抗原性の変化：β-ラクトグロブリンのみ変化を受けます

　牛乳の調理温度を変えて加熱しますと，β-ラクトグロブリンはこの再加熱により，さらに低下します（表4-5参照，p.79）が，カゼインは影響を受けません．

副材料による牛乳タンパク質の抗原性の変化

　表4-8 p.81，表4-18 p.104に示したように，パン中のβ-ラクトグロブリンは小麦粉により不溶化され，さらに加熱を受けるため，「食べる」側から見た抗原性は，測定感度以下にまで低下することがほとんどですが，カゼインの「食べる」側から見た抗原量は，原材料として用いたものがそのまま残っており，不溶化による低アレルゲン化が起こらないことがわかります．

　クッキーや卵ボーロ中の「食べる」側から見た抗原性も，表4-17からも明らかなように，β-ラクトグロブリンの抗原性の低下はみられますが，カゼインの不溶化は起こっていません．

カゼインの抗原性の低下には加水分解が必要

表4-17　クッキーおよび卵ボーロ1g中の牛乳抗原量

	β-ラクトグロブリン		カゼイン	
	従来法	FASPEK®	従来法	FASPEK®
クッキー1	<0.4 μg	7.8 μg	30 μg	17 μg
クッキー2	<0.4 μg	29 μg	7.8 μg	61 μg
クッキー3	<0.4 μg	540 μg	550 μg	780 μg
クッキー4	6.5 μg	2.8 mg	8.5 mg	5.4 mg
卵ボーロ1	2.0 μg	990 μg	3.7 mg	2.0 mg
卵ボーロ2	2.2 μg	960 μg	3.9 mg	1.8 mg
卵ボーロ3	2.3 μg	1.5 mg	4.1 mg	2.3 mg
卵ボーロ4	4.9 μg	3.7 mg	17 mg	6.5 mg

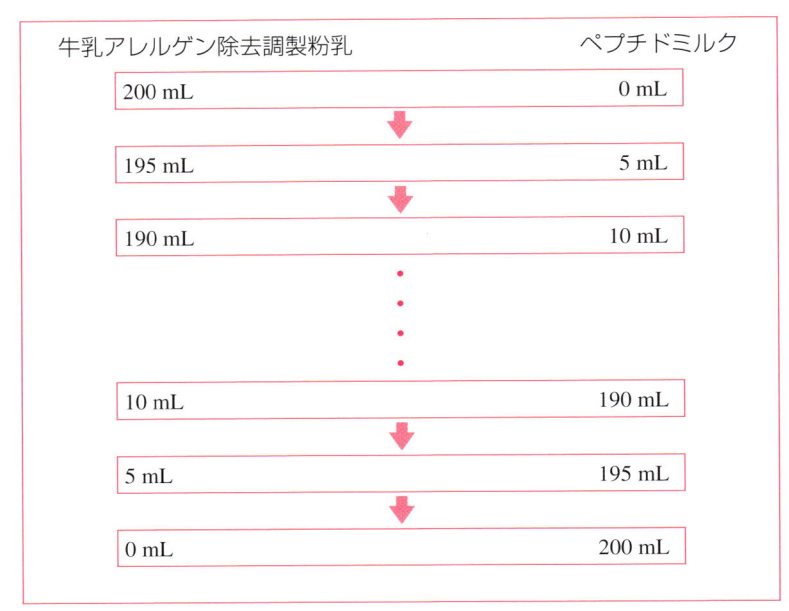

牛乳アレルゲン除去調製粉乳	ペプチドミルク
200 mL	0 mL
195 mL	5 mL
190 mL	10 mL
⋮	⋮
10 mL	190 mL
5 mL	195 mL
0 mL	200 mL

図4-8 牛乳アレルゲン除去調製粉乳からペプチドミルクへの切り替え方

「食べる」側から見たβ-ラクトグロブリンの抗原性は，加熱によっても副材料による不溶化によっても低下しますが，カゼインの抗原性は，全くといっていいほど変わりません．カゼインは加水分解を受けやすく，実際に牛乳アレルゲン除去調製粉乳では残存するカゼインは検出感度以下となっています（表4-7参照, p.80）．

(b) 抗原性に基づいて安全に牛乳タンパク質摂取量を増やしていく漸増法の実際

β-ラクトグロブリンは加熱や小麦粉による不溶化により，「食べる」側から見た抗原性が低下しますが，カゼインに関しては抗原性の低下が認められません．そのため，アレルゲン除去調製粉乳と部分加水分解乳であるペプチドミルクを利用します．直接飲用する場合と調理時に牛乳の代わりに用いる場合があります．

①**直接飲用する場合**
アレルゲン除去調製粉乳でも症状が出る可能性はゼロではありません
　表4-7に示したように，牛乳アレルゲン除去調製粉乳中には牛乳タンパク質の濃度が検出感度以下ですので，多くの牛乳アレルギー児が症状を起こすことなく摂取できます．抗原性の残ったペプチドが残っているときには，大量に飲んだときに重症例では症状を起こすこともあります．
ペプチドミルクは牛乳アレルギー児の治療用ではありませんが，耐性獲得のための食事療法に用いることができます
　ペプチドミルクは，牛乳アレルギー児用のミルクとしては販売されていませんが，通常の乳

児用粉乳に比べると，抗原性がβ-ラクトグロブリンでは数百分の1に，カゼインでは1万分の1以下に減少しています（表4-7）．実際に，軽度の牛乳アレルギー児では症状を起こさずに摂取できることもあります．また，牛乳アレルゲン除去調製粉乳を計画的にペプチドミルクに置き換えていくことにより，摂取抗原量を増やしていくことができます（図4-8）．

②小麦粉による不溶化を利用する方法

　重症の牛乳アレルギー児では，ペプチドミルク1 mLを牛乳アレルゲン除去調製粉乳に加えるだけで，アナフィラキシーを起こす例，わずか1 mLの増量でアナフィラキシーを起こす例をよく経験します．
小麦粉による不溶化でβ-ラクトグロブリンの「食べる」側から見た抗原性は約1/10,000に減少します
　そのような重症牛乳アレルギー児に対しては，小麦粉によるβ-ラクトグロブリンの不溶化を利用します．最重症例では，パンやクッキーなどに牛乳の代わりに牛乳アレルゲン除去調製

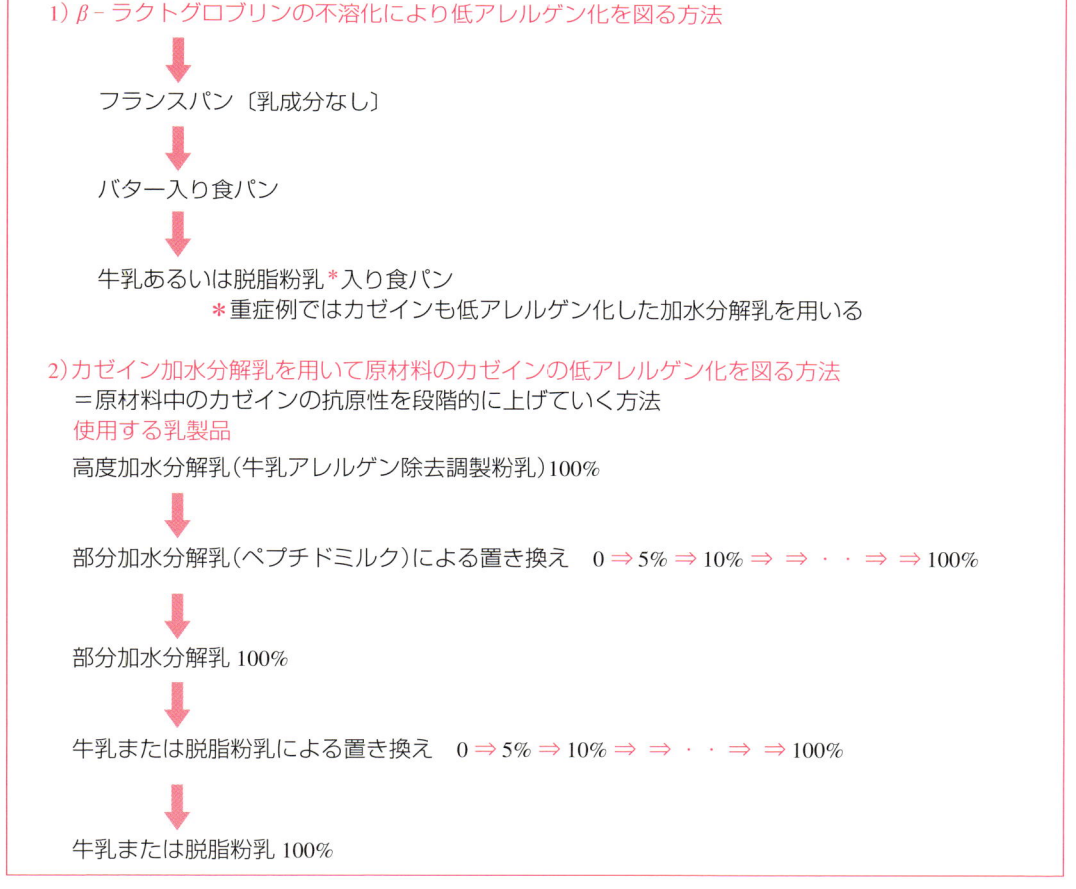

1）β-ラクトグロブリンの不溶化により低アレルゲン化を図る方法
　↓
　フランスパン〔乳成分なし〕
　↓
　バター入り食パン
　↓
　牛乳あるいは脱脂粉乳*入り食パン
　　*重症例ではカゼインも低アレルゲン化した加水分解乳を用いる

2）カゼイン加水分解乳を用いて原材料のカゼインの低アレルゲン化を図る方法
　＝原材料中のカゼインの抗原性を段階的に上げていく方法
　使用する乳製品
　高度加水分解乳（牛乳アレルゲン除去調製粉乳）100％
　↓
　部分加水分解乳（ペプチドミルク）による置き換え　0 ⇒ 5% ⇒ 10% ⇒ ・・ ⇒ 100%
　↓
　部分加水分解乳 100％
　↓
　牛乳または脱脂粉乳による置き換え　0 ⇒ 5% ⇒ 10% ⇒ ⇒ ・・ ⇒ 100%
　↓
　牛乳または脱脂粉乳 100％

図4-9　乳製品の増やし方

粉乳を用い，これをまずペプチドミルクに置き換え，引き続き牛乳に置き換えていきます（図4-9）．重症度により置き換えの増量幅を調整することが可能です．

　この場合に注意することは，パンや焼菓子中に用いる牛乳量の1/100量の牛乳でさえ，飲めるとは限らないことです（図4-3, p.89参照）．表4-8（p.81）からの推察では，約1/10,000程度しか摂取できない可能性があります．実際にホットケーキを作る際に，牛乳200 mLで溶いたものを全量摂取できても，牛乳1 mL以下でもアナフィラキシーを起こす例がしばしばありますので注意が必要です．

牛乳の場合にも卵と同様，「食べる」側から見た抗原コンポーネントタンパク質レベルでの抗原性の評価が必要です

　小麦を使用した調理食品中の牛乳のβ-ラクトグロブリンと，カゼインの「食べる」側から見た抗原性の関係は，ちょうど，卵における固ゆで卵のOVAとOMの関係と同じです．卵と異なるのは，「食べる」側から見た抗原コンポーネントタンパク質の抗原性の差が大きいのですが，ほとんどが1パターンで，加工食品中のβ-ラクトグロブリンの「食べる」側から見た抗原性が，固ゆで卵中のOVAと同様に極端に減少しており，卵の抗原性に基づく分類（表4-1）（p.75）ではI群に相当します．そのため，図4-3（p.89）に示すように，牛乳を使用した加工食品の摂取が可能であっても，牛乳はほとんど飲めないこともあります．

③牛乳アレルギー児の「症状を起こさずに飲むこと」を目指した食事指導の実際

　カゼインは容易に消化されます．そのため，小麦アレルギーのない場合には小麦粉による不溶化を利用してパンを作成して，β-ラクトグロブリンの「食べる」側から見た低アレルゲン化を行います．小麦アレルギーのある場合には米粉を利用します．

- 表4-18に種々のパン中の牛乳抗原を示します．原材料として少量の乳製品しか使用されていない大量生産の食パンから始め，パン屋の食パン，バターロールへと進みます
- パン中のβ-ラクトグロブリンの「食べる」側から見た抗原性が著しく低下するのに対してカゼインの「食べる」側から見た抗原性はほとんど低下していません．食品中のカゼインは

表4-18　パン1 g中の牛乳抗原量

	β-ラクトグロブリン		カゼイン	
	従来法	FASPEK®	従来法	FASPEK®
食パン1	<0.4 μg	35 μg	29 μg	43 μg
食パン2	<0.4 μg	590 μg	1.1 mg	920 μg
食パン3	<0.4 μg	1.4 mg	3.2 mg	2.4 mg
ロールパン1	<0.4 μg	830 μg	280 μg	650 μg
ロールパン2	<0.4 μg	3.3 mg	5.0 mg	4.5 mg
ロールパン3	0.43 μg	5.1 mg	5.1 mg	5.8 mg

しっかりと残っていますが，消化を受けやすいため，パン中に使用した場合のように胃の中にある程度の時間とどまってペプシンによる消化を受けることができれば低アレルゲン化する可能性があります．これが牛乳1mL飲んでアナフィラキシーを起こしても牛乳数10mL入りホットケーキを食べることができる牛乳アレルギー児がある理由と考えます

- 重症例で，家庭でパンを焼く習慣がある場合にはペプチドミルクを使用し，段階的に牛乳へと置き換えていきます（図4-9）
- ホットケーキの場合にもペプチドミルク少量から始め，全量をペプチドミルクで溶くようになってから，ペプチドミルクを段階的に牛乳に置き換えていきます
- ホットケーキを全量牛乳で溶いても1食分摂取可能になった段階で，直接飲用するアレルゲン除去調製粉乳をペプチドミルクへ，図4-7で示したように，少量ずつ時間をかけて切り替えていきます．その後は同様のスケジュールにより，ペプチドミルクを牛乳へと切り替えていきます
- 直接飲用する場合には，ペプチドミルクであってもしばしばアナフィラキシーを起こすので，必ず少量から漸増します
- 安全性の確保のために，重症例ほど，増量の幅を小さくし，増量までの期間を長くします

C 「安全に食べる」ことを目指した抗原量に基づく食事療法の進め方

小麦

1 小麦の抗原量に基づいて「安全に食べる」ことを目指した食事療法の進め方

(a) グリアジン定量結果から明らかになった小麦タンパク質の抗原性

　これまでの臨床所見と末梢血中好塩基球の反応性から，小麦タンパク質のなかでは水・塩不溶性タンパク質であるグリアジンやグルテニン，この両者からできるグルテンよりも，α－アミラーゼ／トリプシンインヒビターなどの水溶性タンパク質の定量のほうがより重要と考えますが，現在，筆者の研究室では，小麦を含む食品中の小麦タンパク質としてはグリアジンを定量しています．グリアジンの定量だけでも，いろいろなことがわかりました．

小麦製品中のグリアジンの性質

- グリアジンは十分加熱することにより，抗原性を数十分の1程度には低下させることができます(表4-19)．
- 原材料として同量の小麦粉を使用した場合には，パン中に含まれる「食べる」側から見たグリアジン量はうどん中のグリアジン量の約10分の1です(表4-20)．
- パン中の「食べる」側から見たグリアジン量は，小麦と塩のみを原材料とするフランスパンで最も少なく，乳製品が入るパンドミーでやや多くなり，乳製品，卵を使用した食パンで最も多くなりました(表4-21)．

小麦の抗原としてはグリアジンとグルテニンだけではなく，水溶性のタンパク質も重要です

　小麦の抗原には，水溶性タンパク質と水・塩不溶性タンパク質があります．Baker's Asthma(パン職人の喘息)の原因となるα－アミラーゼ／トリプシンインヒビターが有名です．実際に，パスタを湯がいているときの湯気により，症状を起こす小麦アレルギー児もいます．また，うどん1玉摂取できても，フランスパン1口で症状が誘発されることはしばしば経験し，小麦アレルギーとしては水溶性タンパク質が重要であると考えられます．LTPも水溶性画分ですが，

表4-19　生麩中のグリアジン量

	生地1gあたりのグリアジン量	
	従来法	FASPEK®
生麩生地	17 mg	770 mg
蒸し器16分(標準)	1.27 mg	732 mg
30分	0.14 mg	707 mg
60分	0.041 mg	799 mg
圧力鍋20分	0.036 mg	795 mg
180℃ オーブン40分	0.85 mg	537 mg

表 4-20　ゆでうどん，フランスパン 1 g 中のグリアジン量

	グリアジン量	
	従来法	FASPEK®
乾うどん 1（ゆで）	6.3 mg	52 mg
乾うどん 2（ゆで）	4.8 mg	60 mg
さぬきうどん	5.2 mg	72 mg
フランスパン	5.4 mg	630 mg

表 4-21　副材料の違いによるパン中のグリアジン量

	原材料	1 g あたりのグリアジン量	
		従来法	FASPEK®
フランスパン	小麦	5.4 mg	630 mg
パンドミー	小麦・乳	6.2 mg	460 mg
ホテルブレッド	小麦・乳・卵	9.6 mg	280 mg

分子量が小さいためアレルギー症状の原因とはならないと考えてよいでしょう．実際に小麦LTP（京都女子大学成田宏史教授より供与）は小麦アレルギー児の好塩基球からヒスタミンを遊離させることができませんでした．そこで，でき上がったうどんとフランスパンの同じ重さの製品中の「食べる」側から見たグリアジン量を検討してみますと，ほぼ同じでした（表4-20）．小麦アレルギーとしては，水溶性タンパク質が重要であるとことを示唆しています．「食べる」側から見たグリアジン量も，グルテン形成による不溶化がどの程度起こるかにより決まります．

　パン中の「食べる」側から見たグリアジン量は，原材料として使用した小麦の量とは逆であり，副材料により，グルテンの形成が妨げられたことにより塩水溶液である抽出液に溶出される量が増えたためと考えることができます．

(b) 抗原性に基づいて安全に小麦タンパク質摂取量を増やしていく漸増法の実際（図4-10）

①水溶性タンパク質の少ない食品でグリアジンの摂取量を増やします

　この条件に最もよく合致するのがうどんです．表 4-20 に示したように製品間に大きな差はありませんが，同一の物を用いるために乾麺を家庭で湯がいて使用します．乾麺であれば 1 本のみ湯がくことが可能であるため，少量を頻回に与えることができます．

　重症例では湯がいた乾麺の 0.5 cm からスタートし，1 cm，1 cm，1.5 cm と総負荷量 4 cm 陰

性の場合に，1 cmを週に1～2回摂取し続け，4週後に2 cmの1回投与試験を行い，陰性であれば家庭で続けます．

小麦イムノキャップクラス6の重症例では，上記のように時間をかけて行いますが，感作の程度がそれほど高くない場合や，重篤な症状出現の既往歴がない場合には，初回摂取量，増量幅などをもっと増やして行います．

うどん1玉を摂取できるようになれば，パスタ，マカロニなども少量から摂取していくことが可能になります．

②第2段階として水溶性タンパク質を含むフランスパンを開始します

フランスパン1口より開始し，通常量を摂取可能となれば，乳製品や卵を生地に含むパンを開始します．摂取可能なフランスパンと同量のパン粉も使用可能です．表4-21に示すように，フランスパン1g中の小麦量は多いのですが，溶出するグリアジンは，乳を含むパン，卵・乳を含むパンより少なく，抗原性は低くなっています．このように，パンは種類により抗原性が異なるので注意が必要です．フランスパン→食パン（乳入り）→テーブルロール（卵，乳入り）の順に進めていきます．

```
1) 水溶性タンパク質が減少している食品
   うどん （乾麺を利用して同じ製品を用いて漸増）
              重症例では0.5 cm程度より漸増
              時間をかけて通常量摂取できるようにする
   うどん1人前
   
   パスタ，マカロニなどゆでる物を少量から開始し，普通量まで増量


2) グルテンも水溶性タンパク質も残存している食品
   ①パンを用いる場合
      フランスパン1口 ⇒ ⇒ ・・・ ⇒ ⇒ 通常量
      
      食パン（乳入り）1口 ⇒ ⇒ ・・・ ⇒ ⇒ 通常量
      
      ロールパン（乳・卵入り）1口 ⇒ ⇒ ・・・ ⇒ ⇒ 通常量
   
   ②小麦粉を料理中に用いる場合
      馬鈴薯でんぷんを用いたムニエルにおいて小麦粉の割合を増やしていく
      小麦粉　0 ⇒ 5% ⇒ 10% ⇒ ・・ ⇒ ⇒ 100%
```

図4-10　小麦粉の増やし方

③**最後に料理中の小麦を開始します**

　例えば，それまで馬鈴薯でんぷん（片栗粉）を使用していた場合には，小麦粉で少しずつ置き換えていきます．

　クッキー，その他の焼き菓子も少量より漸増し，症状の発現が起こらないことを確認しながら増やしていきます．麩も消化がよいため摂取可能な場合が多いので，1回投与試験により確認しながら漸増します．

④**特殊な製品には注意が必要です**

　通常の小麦製品を普通量摂取できるようになったのに，グルテンミートや健康食品店で購入した固焼き小麦クッキーで即時型反応を起こした症例を経験しています．特殊な製品の摂取には気をつけましょう．

第5章

卵，牛乳，小麦アレルギー児のための「食べること」を目指した食事の実際と治療用レシピ

A 「食べること」を目指した食事療法の実際と治療用レシピ

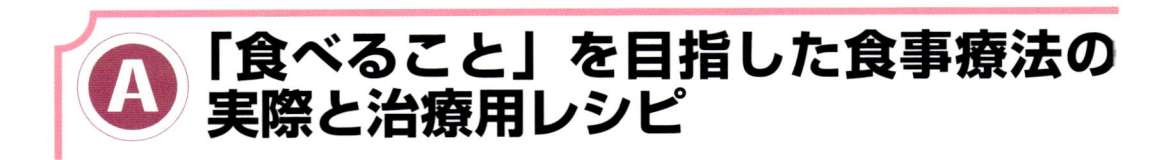

Point

- 安全性を最優先してゆっくりと増やしていきます：口腔内違和感など軽い症状も重視
- 食品のアレルゲン性は，コンポーネントタンパク質〔鶏卵では卵白アルブミン（OVA）やオボムコイド（OM）〕がそれぞれ別々に調理や消化の影響を受けて変化して発揮されます
- 食品成分表のタンパク質と食品の「食べる」側から見たアレルゲン性の強さは異なっており，タンパク質量で判断はできないので注意しましょう
- 卵，牛乳，小麦を使用しなくても調理可能なレシピを基本とし，抗原量を調整した卵，牛乳，小麦を加えていくことにより耐性の獲得を図ることができます
- 卵は原材料と加熱条件の工夫により抗原性を段階的に増やすことができます
- 牛乳では部分加水分解乳（ペプチドミルク）と加熱と副材料による不溶化を利用します
- 小麦粉は水溶性タンパク質を減らした食品から開始し，水溶性タンパク質を含む食品へと進めていきます

　乳幼児の食物アレルギーで1つの食物に対してのみアレルギー反応を起こすこともありますが，重症例では卵，牛乳，小麦のうち2つあるいは3つの食物に対するアレルギーがある場合が少なくありません．ここではこのような場合に摂取食物を抗原量に基づいて増やしていく方法を具体的な治療用レシピとともに紹介します．

　卵と小麦は時間をかければ耐性を獲得することができます．牛乳に関しては耐性の獲得を完全には得られなかった場合もありますが，容器包装された加工食品の表示を正しく読む習慣と初期症状における対応の仕方をしっかりと身に付けることにより，勉学のみならず部活動，海外旅行など普通の学生生活を送ることができるようになっています．

　この方法を実施するに当たっては安全性を最優先するためにいくつかの約束事があります．以下のことを十分に理解していただくことによりアドレナリン自己注射薬（エピペン®）使用はもちろんのこと，救急受診が必要になる機会を減らすことが可能です．

安全性を最優先にした「食べること」を目指した食事の進め方

- 食物アレルギー児の家庭で日常的に取り入れているメニューの中で提案する
- 食品成分表のタンパク質量と「食べる」側から見た抗原性の違いについて説明
- 安全性の確保のため，原材料も調理法も指示通りに行う必要があることをよく説明し，原材料についても調理法についても決して応用を行わないように指導する
- 体調の悪いときには摂取量を減らすか一時的に中止する
- 治療用レシピは運動の前に摂取することを避ける必要があるため，休日や帰宅後のおや

つ，夕食に取り入れる
- 体調不良などの理由で一旦中断した場合，再開時には中断前に到達した量の半量からスタートし，中断前の量になるまで毎回増量する
- 口腔内違和感などの初期症状の時点で直ちにあらかじめ処方されている緊急常備薬を内服し，重篤な症状への進展を予防する（図 1-8 参照，p.18）
- 緊急常備薬としては抗ヒスタミン作用のあるヒスタミン H_1 受容体拮抗薬をドライシロップ剤あるいは散剤の剤型で使用する

ヒスタミン H_1 受容体拮抗薬や抗ヒスタミン薬は初期症状の時点で内服

　ヒスタミン H_1 受容体拮抗薬はマスト細胞や好塩基球から遊離されるヒスタミンが少量の場合には有効ですが，大量にヒスタミンが遊離された後では十分な効果は得られません．緊急時の内服薬として内服したときの副作用は眠気程度ですので，誤食が疑われたときや口腔内違和感程度の初期症状の時点でためらうことなく，すぐに内服することが大切です．ドライシロップ剤を内服しますと口腔内違和感はすぐにとれ，その他の症状の進行がおさえられ，15 分ぐらいで軽快し始めます．

　ヒスタミン H_1 受容体拮抗薬を内服後軽快傾向が認められないとき，口腔内違和感が消失しても咳や腹痛が出現する場合や，じんま疹や発赤などの皮膚症状の急速な拡大がみられる場合には直ちに医療機関を受診する必要があることはいうまでもありません．救急車要請やアドレナリン自己注射薬の使用のタイミングについても十分に指導しておく必要があります．

副腎皮質ステロイドには即効性がないことに注意

　一方，しばしば処方されている副腎皮質ステロイドには即効性がなく，誤食時の初期症状の軽快や症状進行の防止には効果がありません．医療機関を受診して帰宅する際に投与される薬剤と考えたほうがよいでしょう．

治療を成功させるコツは"急がばまわれ"!

閾値以下の抗原量から開始し，抗原性に基づいて"ゆっくり"と"安全"に"食べる"ことを目指します

　アナフィラキシーなど重篤な症状を起こすと本人も保護者もその後の摂取をためらうようになり，結果的に耐性の獲得に時間がかかり，治療が難しくなります．むしろ"ゆっくり"と"安全"に"食べる"ことにより，普通に生活を送ることができるようになります．

　症状を起こす最小の抗原量（閾値）よりもわずかに少ない抗原量（＝症状を起こさない最大量）を摂取させながら摂取量を増やしていく（図 5-1）ことを目指します．実際には口腔内違和感や軽度の腹痛，限局した皮膚症状などヒスタミン H_1 受容体拮抗薬が有効な少量のヒスタミンが遊離されたときに起こる症状までは許容範囲として，それ以上の症状を起こさない量を摂取していきます．重症例に対して行う安全かつ有効な治療です．

症状を起こさずに"ゆっくり"と"安全"に"食べる"ことを目指す治療は，自分で自分の身を守る方法の習得と QOL の向上につながります

　誤食時のみならず負荷試験時の重篤なアレルギー症状は食物アレルギー児本人のみならず家族にとってもトラウマとなり，いつまでも除去を続ける最大の要因となっています．耐性の獲

A 「食べること」を目指した食事療法の実際と治療用レシピ

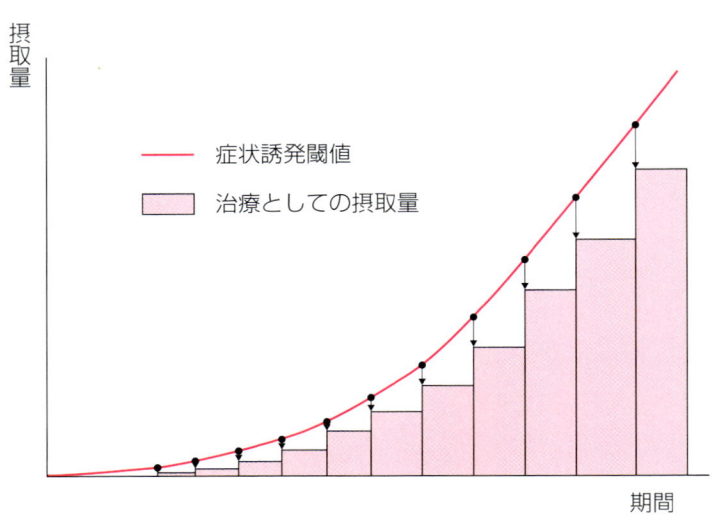

図5-1　抗原量に基づいて"安全"に"食べる"ことを目指す食事療法の考え方

得を目指した治療にはこのようなことを避ける方法を選択することが必要です．

この治療には時間がかかり，一人ひとりの食事記憶もみながら，それぞれの家庭の事情に合わせた食事指導をすることが必要ですので4～5週間に1度は継続的に受診する必要があります．本人のみならず家族も医師も大変ではありますが，この間に口腔内違和感などの初期症状の段階で対応する術を身に付けることもできるようになり，最重症例でも安全に耐性を獲得していくことができます．

小学校入学前に治療を開始できれば，卵と小麦は治ります．牛乳アレルギー児の場合には，完全な耐性の獲得には至らない場合もありますが，牛乳そのものは飲めなくても表示の確認をすることにより学生生活を楽しむことはできるようになります．

「食べる」側からみた抗原コンポーネントタンパク質の抗原量に基づいて行う食事療法

食品の抗原性と食品成分表から計算できるタンパク質量とは異なることをまず理解する

- 抗原性は，原材料としての食品のタンパク質量ではなく，「食べる」側から見た抗原性で評価する必要があります
- 「食べる」側からみた抗原性は抗原コンポーネントタンパク質レベルで理解する必要があります
- 鶏卵の抗原性が調理や副材料によりもっとも大きく変化します

食品中の抗原量がわかっている食品を使用する場合

- 重症度に応じて摂取食品の種類と量を決定します．重症例では抗原コンポーネントタンパク質量が「食べる」側から評価した抗原量（詳しくは『乳幼児の食物アレルギー』診断と治療社，2012参照）として1回摂取量が100 μg を超えるとアナフィラキシーを起こす可能性が高くなりますので，10 μg 程度から開始します．1回投与試験陰性を確認の

うえ，初回摂取量を決定します

食品中の抗原量がわからない場合
- 与えようとする食品を用いて負荷試験を行い，その結果を参考にします．このときには負荷試験の判定を口腔内違和感，限局した蕁麻疹，軽い腹痛，軽い咳のいずれか1つでも出た場合を陽性と判定します．このときの最終負荷量（＝多くは総負荷量の半量）を用いて1回投与試験を行い，陰性を確認したうえで，誘発しない最大量の抗原を含む食品として決定します

両方法ともその後は医師の指導のもと，ゆっくりと摂取量を漸増していきます

　この方法の特徴は，常に閾値以下で症状を起こさない量の抗原量を摂取することです（図5-1）．安全性を重視しつつ，抗原量に基づいて摂取食品を増量するため，耐性を獲得していくことができます．

安全性を最優先にして耐性の獲得を目指す

　抗原量がわかっている場合にもわからない場合にも，初回摂取量を決定するための負荷試験を行うときには安全性を最優先にし，客観的な症状が出現するまで負荷を続けるのではなく，口腔内違和感を覚えたときにはそれ以上の摂取を避け，すぐにヒスタミンH_1受容体拮抗薬を内服します．次回からはその半量を摂取し，症状が出ないことを確認したうえで食べ続け，数回後には症状の出た量にまで増やします．体調により症状が出る場合でも多くの場合には口腔内違和感が初発症状となるため，家庭での治療が可能です．もちろん，症状が進行する場合の対応について十分に指導しておき，アドレナリン自己注射薬も常に携帯していただきます．

口腔内違和感やごく軽度の腹痛，軽い咳などの初期症状の起こり方を理解させる

　口腔内違和感を経験した場合にはそのときの対応の仕方をその後の指導にも活かすようにします．外食時，加工食品摂取時などにアレルギー物質がその食物アレルギー児の閾値量を超えた量が混入していたときにも口腔内違和感で気付いて摂取を中止することができるようになると重篤な症状を回避することが可能となります．また口腔内違和感やごく軽度の腹痛，軽い咳などはヒスタミンH_1受容体拮抗薬や抗ヒスタミン薬の速やかな内服により消失します．このときの薬剤は錠剤やカプセル剤は避けます．古くからある抗ヒスタミン作用の強い薬剤がよく効きます．

　実際に筆者の外来には卵，牛乳，小麦に関しては抗原特異的IgE抗体が測定限界以上の高値（クラス6）を示す食物アレルギー児が多く通院されていますが，上記のように抗原量に基づいて食事指導を行うと，重篤な症状を回避でき，ゆっくりと耐性を獲得していきます．その結果，過敏性の持続のためにどうしても食事を進めていくことができずに急速減感作療法の適応があると考えられた患者さんはこれまでには経験していません．ゆっくりと抗原量に基づいて時間をかけて摂取していくことにより耐性を獲得します．耐性を獲得していくと，今まで"嫌い"といっていたものを"おいしい"といいはじめます．

耐性の獲得を目指すのであれば食物経口負荷試験の適応も丁寧に決める必要があります

検査や治療においてアナフィラキシーは回避すべきことと考えましょう

　食事記録やさまざまな免疫学的検査結果から耐性の獲得が予想される場合を除いて食物経口

負荷試験の適応は慎重に決定することが何よりも大切であり，医師のそれまでの経験のすべてを生かして判断することが大切で，小児科のアレルギー専門医としての技量の発揮しどころです．

安全性の確保と重篤な症状によるトラウマが「食べる」ことによる耐性の獲得の妨げにならないようにするためにも負荷試験や治療におけるアナフィラキシーの出現は回避すべきであり，個々の患者さんを丁寧にみることにより回避は可能です．食事を進めていくうえで安全性の確保は最優先すべきことであると同時に耐性の獲得へとつなげるための最も大事なポイントです．

外来受診時に1回投与試験を行い口腔内違和感，ごく軽度の腹痛，軽い咳以上の症状が出ない摂取量を確認します．家庭では症状が誘発される量の半量を次回受診まで続けます．このようにゆっくりと進めていくと安全に耐性を獲得することができます．

1　卵，牛乳，小麦アレルギー児における卵抗原漸増法とレシピ

第4章で卵，牛乳，小麦の摂取抗原量の漸増法を調理によるコンポーネントタンパク質レベルでの抗原性の変化が最も複雑な卵を中心に述べました．この章では，固ゆで卵のような卵料理はほんの1gさえも摂取困難な重症卵アレルギー児の耐性獲得を目指して，実際に筆者の外来で行っている方法をご紹介します．

摂取抗原量を増やしていくための食事指導を行うときのコツと注意点，さらに牛乳アレルギーや小麦アレルギーを合併している場合に，摂取食品中の卵抗原量を漸増していくためのレシピについてもご紹介します．

調理や副材料による卵の抗原コンポーネントタンパク質の抗原性の変化をよく理解しましょう

卵の主要抗原コンポートタンパク質である卵白アルブミン（OVA）とオボムコイド（OM）の加熱による低アレルゲン化の起こり方のパターンは調理法や副材料により異なります（表4-1参照，p.75）が，両者とも同じ副材料と調理法では加熱温度が高いほど，また加熱時間が長いほど低アレルゲン化するという法則があります．

重症例において耐性の獲得を図るコツはまずOMの耐性の獲得を図り，その後OVAの耐性の獲得を図ることです

卵の抗原性は調理条件の影響を受けるため，調理条件を詳しく説明し，それを指示通りに守っていただくことが必要です．外来における食事指導に適した調理法と説明の仕方を表5-1にお示しします．

このときに使用する卵の量は，レシピにもよりますが，家族で最大1個の鶏卵を使用することとしています．具体的には，調理食品中に使用する原材料としての生卵の量の目安として，卵黄のみ（卵白の混入を限りなくゼロに近くしたもの）からM寸全卵1個（可食部50〜52g程度）としています．

表5-1　外来における食事指導に適した調理法と説明の仕方

> 毎回の調理において抗原性の変化が少なく再現性の高い調理器具と加熱方法を選ぶこと
> ①卵黄や全卵の使用量は家族全員で使用する量(1/4個，1/2個，1個など)として表現すると理解しやすい
> ②安全性の確保のため，卵黄のみ用いて調理する段階で保護者が実際に行っている調理法の手順を確認したうえで，卵白の混入した卵黄，全卵の使用へと進めていくようにする
> ③煮込み料理：たっぷりのスープ中で煮込むこと(卵を含む食材の中心温度が100℃になるようにし，煮込み時間は再沸騰後の時間で表すこと
> ④蒸し器：時間は蒸し器のお湯が沸騰してからの時間で表すこと
>   オーブンの蒸し調理機能は時間がかかることと確実性に乏しいため使用しないこと
> ⑤オーブン加熱，レンジ加熱の場合には，同じ温度設定でも中心温度の上昇の仕方は機種間の差があるが，各家庭の同一機種であればほぼ一定と考えられるため使用可能
> ⑥オーブンやレンジで調理した食品を負荷食として使用する場合，家庭で調理した食品を負荷食として使用することにより，負荷試験あるいは1回投与試験陰性を確認後，家庭で摂取することが可能となる
> ⑦フライパンで調理をするときには火加減を具体的に指示すること，炒り卵の場合にはかき混ぜ方と時間の指示，ハンバーグステーキや目玉焼きは蓋をして蒸し焼きにすることなどを具体的に指導
> ⑧揚げ物の衣
>   170～180℃の油の中で長く揚げても形が崩れない物を選ぶ
> 〔例〕・鶏肉や豚肉のから揚げ
>   ・魚の竜田揚げ
>   ・小麦粉を使用可能できるようになればさつま芋の天ぷらやトンカツやビフカツ，魚フライなども使用可能であるが，長時間揚げることのできないコロッケや火の通りの悪い部分が残りやすいかき揚げなどは使用しない
> ⑨その他の食品も家庭で調理したものを負荷食として用いることにより，負荷試験あるいは1回投与試験陰性を確認後，家庭で摂取可能となる
> ⑩調理済みの食品中のOVAとOMの定量をすることにより，抗原性に基づく食事指導が可能となるばかりか，抗原量に基づいて摂取可能食品の幅を広げることが可能になる

(a) つなぎの卵の漸増法：OMの耐性獲得を図る

　つなぎに卵を使用する調理法は，表4-1(p.75)の第Ⅰ群に相当し，OVAの抗原性がOMに比べて著しく低下するため，主としてOMの抗原性が問題になります．

　重症例にも適応可能な方法です．第一段階として第Ⅰ群のOVAの抗原性が非常に低くなる調理条件を選びます．原材料としての卵白の使用量を調節しながらOM量を漸増していき，まずOMの耐性を図ります．その後OVAの耐性の獲得を図ることにより安全に耐性の獲得を実現することができます．

　つなぎの卵は卵の凝固性を利用しています．煮込み料理のように100℃の沸騰水中で加熱することによりOVAの抗原性は顕著に低下しますが，OMの抗原性は残ります．OMの抗原性は煮込み時間を長くするなど中心温度が70℃以上の時間が長くなればなるほど減ります．

　また，凝固性は卵白だけではなく卵黄にも存在しますので，卵黄のみのところに少しずつ卵白を加えることにより抗原量を漸増できます．

　同じ調理法で，卵黄のみ(卵黄膜除去卵黄)→　卵白少量混入卵黄　→　全卵(下図①～③参照)と，卵白の使用量を漸増させることにより抗原性の低いものから高いものへと進めていくことができます．

ⅰ）まず，確実に 100 ℃の加熱を長時間できる調理法として煮込み料理からスタートします

1）煮込みハンバーグ（焼く＋煮込む）

　牛ミンチ，炒め玉ねぎに下記の①〜③のいずれかの卵成分を段階的に加えて塩・コショウし，ナツメグなどの香料も適宜加え，よくこねます．油を引いてよく熱したフライパンに 1 個 50 g 程度の小さめのハンバーグステーキの種を並べ，中火で焼き，軽く焦げ目がついたら蓋をして弱火にして蒸し焼きにします．上面まで火が通り色が変わったことを確認して裏返してさらに焼きます．

　このハンバーグステーキと好みの野菜（ジャガイモ，人参，玉ねぎなど何でも可）を卵，牛乳，小麦を含まないブイヨン中（表示を確認すれば固形スープの素も使用可能なものがあります）に入れ，再沸騰してから 30 分間煮込みます．ローリエやセロリなどの香味野菜を入れるとおいしくなります．トマトケチャップやウスターソースなども味付けに使用可能です．

　この場合に注意することは，ハンバーグステーキが常に完全にスープの中に浸っていることです．③の全卵まで進んだ後は，煮込み時間を 20 分に短縮した全卵煮込みハンバーグ（③）を開始します（図 4-5 参照，p.96）．

　　　①卵黄膜除去卵黄（肉の量にもよるが，通常は家族で 1 個）
　　　　　↓
　　　②卵白少量混入卵黄 1 個
　　　　　↓
　　　③全卵（使用量を漸増し，通常量まで増量）
　　　　　例：家族全員で全卵 1/4 個　⇒　1/2 個　⇒　3/4 個　⇒　1 個

　いったん焼いてから煮込む煮込みハンバーグの次の段階の調理法として，ロールキャベツ，ピーマンの肉詰め，つみれ団子があります．

2）ロールキャベツ（煮込む）

　ロールキャベツでは牛ミンチと塩をこね合わせることでつなぎとして卵を使用しなくても作ることができます．ここへつなぎとして卵黄を使用し，徐々に卵白の量を増やし，最終的には全卵を家族で 1 個使用します．

　牛ミンチ，炒め玉ねぎに下記の①〜③のいずれかの卵成分を段階的に加えて塩・コショウし，ナツメグなどの香料も適宜加え，よくこねます（この中にみじん切りにしたいろいろな野菜やキノコ類をいれることもできます）．これを湯がいたキャベツの葉でくるみ，煮込みます．煮込むときにセロリやローリエ，ブーケガルニを入れ，卵，牛乳，小麦を含まないブイヨンなどで煮込みます．スープは多めにし，ロールキャベツが完全にスープの中に浸されるようにし，スープが再沸騰後，蓋をして弱火で 30 分間煮込みます．30 分間よく煮込んだ後，ロールキャベツと少量のスープを別鍋にとり，好みにより洋風あるいは和風に味をつけます．残りのスープは他のお料理に利用することも，キャベツの芯やジャガイモや人参，キノコ類などを煮込んで付け合せにすることもできます．

　小麦アレルギーがない場合にはパン粉も加えることができます．卵の使用量はその家庭で 1

回に使用するミンチ肉の量を考慮し，家族で使用する量として指示します．

全卵を使用したロールキャベツが摂取できるようになったら，煮込み時間を30分，25分，20分と短縮していきますと残存するOM量が増えていきます．

重症例では牛ミンチ肉の量を増やすことにより，相対的に摂取卵タンパク質量を減らすことも可能です．

> ①卵黄膜除去卵黄（肉の量にもよるが，通常は家族で1個）
> ↓
> ②卵白少量混入卵黄1個
> ↓
> ③全卵（使用量を漸増し，通常量まで増量）
> 　例：家族全員で全卵1/4個 ⇒ 1/2個 ⇒ 3/4個 ⇒ 1個

3) ピーマンの肉詰め（煮込む）

小さめのピーマンを用意し，へたと種を取り除き，丸ごと使用します．ロールキャベツと同様にミンチ肉に下記の①〜③の順に段階的に加えてよく練りあわせたものをヘタと種を取り除いた小さめのピーマンの中に詰めてたっぷりのスープの中で再沸騰後，蓋をして弱火で30分間煮込みます．煮汁も野菜類の煮込みに使用可能です．味付けにより和風にも洋風にもできます．

全卵を使用したピーマン肉詰めが摂取できるようになったら，煮込み時間を短縮していきます．

> ①卵黄膜除去卵黄（肉の量にもよるが，通常は家族で1個）
> ↓
> ②卵白少量混入卵黄1個
> ↓
> ③全卵（使用量を漸増し，通常量まで増量）
> 　例：家族全員で全卵1/4個 ⇒ 1/2個 ⇒ 3/4個 ⇒ 1個

4) つみれ団子（煮込む）

豚肉，あるいは鶏肉ミンチに塩，しょうがすりおろし汁，青ねぎのみじん切りを加え，これに馬鈴薯でんぷんまたは下記の①〜③のいずれかを段階的に加えて，よく練り合わせ，お鍋のお湯が沸騰したところに入れ，30分間煮込みます．よく加熱したつみれ団子をお皿にあげて，他の野菜類や魚介類などとともにお鍋の具とします．湯がき汁はお鍋のスープとして使用します．

この際に注意することは，取り間違いを避けるために，最初に家族全員のつみれ団子を加熱しておき，生のつみれ団子をお皿に入れないようにすることです．

全卵を使用したつみれ団子が摂取できるようになったら，煮込み時間を短縮していきます．ミンチ肉の量が少なければ全卵の使用は1/2個までとし，つみれ団子の摂取量を増やします．

```
①卵黄膜除去卵黄(肉の量にもよるが,通常は家族で1個)
　↓
②卵白少量混入卵黄1個
　↓
③全卵(使用量を漸増し,通常量まで増量)
　　例：家族全員で全卵 1/4 個 ⇒ 1/2 個 ⇒ 3/4 個 ⇒ 1 個
```

ⅱ）煮込みハンバーグと同じ材料を用いたハンバーグステーキへと進みます（蒸し焼き）

　油を引いてよく熱したフライパンに1個50g程度の小さめのハンバーグステーキの種を並べ，火の通りをよくするため，中央が凹となるようにして並べ蓋をし，焦げ目がつくまでは中火，その後は蓋をして弱火で蒸し焼きにし，上面まで火がとおり色が変わったことを確認してから裏返します．蓋をしてさらに蒸し焼きにします．

　余分な水分が出ないように，この場合には牛ミンチ肉の他はよく炒めたみじん切りの玉ねぎ（と小麦アレルギーがなければパン粉）のみを入れ，他の野菜類は入れないようにします．

```
①卵黄膜除去卵黄(肉の量にもよるが,通常は家族で1個)
　↓
②卵白少量混入卵黄1個
　↓
③全卵(使用量を漸増し,通常量まで増量)
　　例：家族全員で全卵 1/4 個 ⇒ 1/2 個 ⇒ 3/4 個 ⇒ 1 個
```

(b) 衣の卵の漸増法
ⅰ）から揚げや米粉のパン粉を用いた衣

　まず，時間をかけてしっかりと揚げることができる食材を選びます．

　馬鈴薯でんぷんを用いるから揚げの衣や米粉のパン粉を用いたフライに，下記の①～③のいずれかを段階的に加えてよく揚げます．このときにはよく揚げることのできる肉類や魚を使います．コロッケは長時間揚げると破裂することがあるものや，かき揚げのように火の通りの悪い部分が残る可能性のあるものは避けます．

```
①卵黄膜除去卵黄(水で2倍に薄める)
　↓
②卵白少量混入卵黄1個(少量の水を加える)
　↓
③全卵(使用量を漸増し,通常量まで増量)
　　例：家族全員で全卵 1/4 個 ⇒ 1/2 個 ⇒ 3/4 個 ⇒ 1 個
```

ⅱ）中華料理に使用する卵の漸増法

　中華料理には卵と馬鈴薯でんぷん（いわゆる片栗粉）で肉類や海老などのおいしさを閉じ込めるお料理があります．これらのお料理は，卵を用いずに馬鈴薯でんぷんだけを用いても作るこ

とができます．天ぷらの衣と同じで高温で調理することにより抗原性の低下が期待できます．

揚げ時間をあまり長くすることができないため，全卵を用いて調理したから揚げや米粉のパン粉を用いたフライを摂取できるようになってから開始します．

1）海老の天ぷら醤油いため

背わたをとった海老400 gを1口大に切り，ボールに入れ片栗粉と下記の①〜③のいずれかを段階的に加えてよく混ぜ合わせ，熱した油に1つずつ入れてしっかりと揚げます．揚げ油を別の鍋に大さじ1程度入れ，せん切りショウガ，みじん切りにしたニンニクをいため，そこに合わせておいたタレ（種を取り出した唐辛子1本に醤油1，酢2，水1，砂糖1，日本酒1の割合で加えたもの，好みで老酒1を加える）を入れ，1分ほど煮立て唐辛子を取り出し，揚げた海老を加えてタレを絡めます．小さな子ども用には唐辛子を使用しないで作ります．

> ①卵黄膜除去卵黄（肉の量にもよるが，通常は家族で1個）
> ↓
> ②卵白少量混入卵黄1個
> ↓
> ③全卵（使用量を漸増し，通常量まで増量）
> 　例：家族全員で全卵1/8個　⇒　1/4個　⇒　1/2個

2）チンジャオロース

繊維に沿って厚めにスライスした牛もも肉200gをせん切りにしたものに醤油大さじ1，日本酒小さじ1，ごま油小さじ1に馬鈴薯でんぷんと下記の①〜③のいずれかを加え，よく混ぜてしばらく置いておきます．油を熱し，肉を3〜4回に分けて入れ，ほぐしながら表面をよく揚げてから引き上げ余分な油を落としておきます．確実によく揚げるために，全卵を使用するときには少量ずつ揚げるようにします．

別鍋に油を大さじ2を入れ，長さ3〜4cmの細切りにした長ネギ半分，細切りにしたピーマン，せん切りにしたゆで筍，ヒゲ根を取っておいたもやし少量を順に入れて炒め，醤油大さじ2，日本酒大さじ1で味付けし，そこへ油で揚げた肉を入れ混ぜ合わせます．

> ①卵黄膜除去卵黄（肉の量にもよるが，通常は家族で1個）
> ↓
> ②卵白少量混入卵黄1個
> ↓
> ③全卵（使用量を漸増し，通常量まで増量）
> 　例：家族全員で全卵1/8個　⇒　1/4個　⇒　1/2個

2　牛乳アレルギー児における牛乳抗原漸増法

牛乳の抗原コンポーネントタンパク質であるβ-ラクトグロブリンは加熱（表4-5参照，p.79）と小麦粉による不溶化（表4-18参照，p.104）により抗原性が低下します．もう1つの抗

原コンポーネントタンパク質であるカゼインは牛乳タンパク質の80%を占めるばかりでなく，加熱によっても，小麦粉などの副材料によっても抗原性が全く変化しません（表4-5参照，p.79，表4-17参照，p.101）．そのため，カゼインを加水分解して作られた高度加水分解乳や部分加水分解乳を牛乳の低アレルゲン化食品として利用します．

高度加水分解乳は牛乳アレルゲン除去調製粉乳であり，ほとんどの牛乳アレルギー児で症状を起こしませんが，製品により若干の違いがあります．乳清成分を含まないカゼイン加水分解乳の抗原性が最も低く，原材料として乳清成分の占める割合が高いほど抗原性が高くなる傾向があります．

一方，部分加水分解乳はペプチドミルクともよばれ，牛乳アレルギー児用のミルクとして作製されたものではありませんが，普通の乳児用調製粉乳に比較すると抗原性は約500分の1程度です．実際の治療や食事療法において一般の粉ミルクとアレルギー用ミルクの中間的なミルクとして活用できます．

小麦アレルギーのない場合には，小麦粉によるβ-ラクトグロブリンの不溶化を図ります．小麦アレルギーのある場合には米粉を使用します．

栄養面では，高度加水分解乳および部分加水分解乳はカルシウムの主要な供給源である乳製品の代替品として乳幼児では不可欠な食品です．

- 牛乳の代わりに，抗原性のほとんどないものから徐々に抗原性が高くなるように加水分解の程度と乳清成分の含有量を変化させたものを使用し，それぞれの粉乳について量も微量から普通摂取量へと漸増していきます（表5-2）
    ニューMA-1 ⇒ MA-mi ⇒ ペプチドミルクE赤ちゃん
    ⇒ フォローアップミルク ⇒ スキムミルクまたは牛乳
- パン，焼菓子など小麦粉とよく混捏することによりβ-ラクトグロブリンの抗原性をほとんどなくなるようにした状態でカゼインの抗原量を漸増していきます
- パンや焼菓子に残存するカゼインは胃内で消化を受けて低分子化することにより抗原性が低下することが期待されます
- 牛乳100mL使用したホットケーキを摂取できるようになっても，牛乳1mLを直接飲むことができるとはかぎらないことをしっかりと理解して食事指導する必要があります

表5-2 耐性獲得をめざした牛乳アレルギー児の治療における加水分解乳の使い方

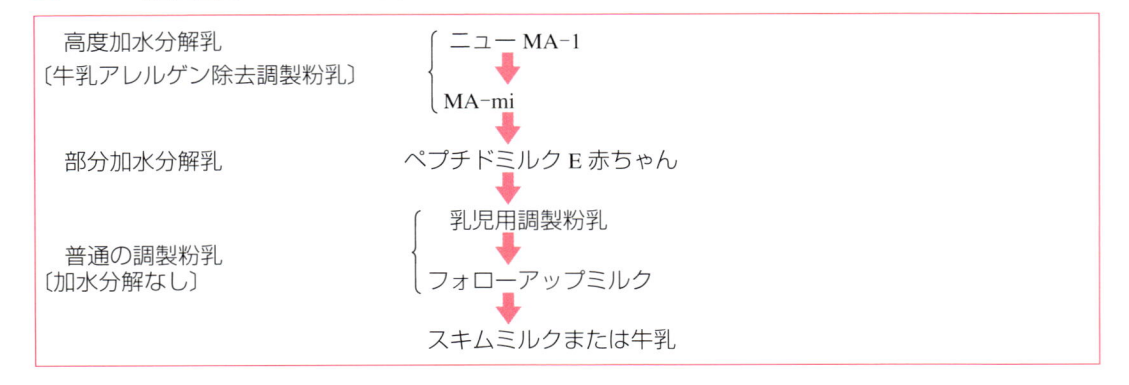

高度加水分解乳〔牛乳アレルゲン除去調製粉乳〕	ニューMA-1 ↓ MA-mi
部分加水分解乳	ペプチドミルクE赤ちゃん
普通の調製粉乳〔加水分解なし〕	乳児用調製粉乳 フォローアップミルク ↓ スキムミルクまたは牛乳

小麦粉によるβ-ラクトグロブリンの不溶化とカゼイン加水分解乳の組み合わせを活用して低アレルゲン化を図ります．小麦アレルギーでは米粉を利用します

1）食パン（卵，牛乳アレルギー対応）：小麦アレルギーでも米粉を使用すれば利用可

まずバターを加え，その後，加水分解の程度の高い調製粉乳から順次加えていきます

バター（−）＋　粉乳（MA-mi）

↓

バター（1斤中 1g ⇒ 5g ⇒ 10g ⇒ 15g ⇒ ・・・ ⇒ 通常量）＋ 粉乳（MA-mi）

↓

バター（通常量使用）＋　粉乳　　［MA-mi］　　　［ペプチドミルクE赤ちゃん］

　　　　　　　　　　　　　　　　　90%　　　　　　　　　10%
　　　　　　　　　　　　　　　　　80%　　　　　　　　　20%
　　　　　　　　　　　　　　　　　 ：　　　　　　　　　 ：
　　　　　　　　　　　　　　　　　10%　　　　　　　　　90%
　　　　　　　　　　　　　　　　　 0%　　　　　　　　　100%

↓

バター（通常量使用）＋　粉乳　［ペプチドミルクE赤ちゃん］　［フォローアップミルク］

　　　　　　　　　　　　　　　　　90%　　　　　　　　　10%
　　　　　　　　　　　　　　　　　80%　　　　　　　　　20%
　　　　　　　　　　　　　　　　　 ：　　　　　　　　　 ：
　　　　　　　　　　　　　　　　　10%　　　　　　　　　90%
　　　　　　　　　　　　　　　　　 0%　　　　　　　　　100%

2）ホットケーキ（卵，牛乳アレルギー）：小麦アレルギーでも米粉を使用すれば利用可

　市販のホットケーキミックスには，脱脂粉乳の入っているものと入っていないものがあるので注意．軽症例では脱脂粉乳入りのものを水で溶いて焼いたホットケーキからスタートできる．

〔牛乳タンパク質の増やし方〕

　　粉乳の増やし方は食パンと同様で，MA-mi からスタートすることもできます
　　ミルクは飲用するときの濃度に調製したものを用います

全量ニューMA-1 を用いて小麦粉あるいは米粉ホットケーキの生地をつくり焼く

↓

MA-mi 10mL（残りはニューMA-1，以下同様）⇒ 20mL ⇒ 30mL ⇒ ・・・ ⇒ 全量 MA-mi

E赤ちゃん 10mL（残りは MA-mi，以下同様 ⇒ 20mL ⇒ 30mL ⇒ ・・・ ⇒ 全量 E赤ちゃん

牛乳 5mL（残りは E赤ちゃん，以下同様）⇒ 10mL ⇒ 15mL ⇒ ・・・ ⇒ 全量牛乳

〔卵タンパク質の増やし方〕

　加える水分を全量牛乳としたホットケーキを摂取できるようになってから，卵タンパク質の増量を開始します

①卵黄膜除去卵黄
↓
②卵白少量混入卵黄1個
↓
③全卵（使用量を漸増し，通常量まで増量）
全卵 1/8個 ⇒ 1/4 ⇒ 1/3 ⇒ 1/2 ⇒ 3/4 ⇒ 1個

3) クッキー類（牛乳，卵アレルギー）：小麦アレルギーでも米粉を使用すれば利用可

〔牛乳タンパク質の増やし方〕

〔おいしくしたいとき〕バターを加えます：　なし
↓
バターを通常量まで漸増していきます

〔カルシウム源として乳製品を加えたいとき〕粉ミルクの状態で加えていきます

ニュー MA-1
↓
MA-mi
↓
ペプチドミルク E 赤ちゃん
↓
フォローアップミルクまたは脱脂粉乳

〔卵タンパク質の増やし方〕

　バター，牛乳タンパク質入りクッキーに鶏卵を加えていきます

①卵黄膜除去卵黄
↓
②卵白少量混入卵黄1個
↓
③全卵（使用量を漸増し，通常量まで増量）
全卵 1/8個 ⇒ 1/4 ⇒ 1/3 ⇒ 1/2 ⇒ 3/4 ⇒ 1個

4）お料理中の牛乳の増やし方（卵，牛乳アレルギー）：小麦アレルギーがあっても，手作りの場合には小麦粉の代わりに米粉を使用すれば利用可

〔スープの場合〕

家族で作る全量に溶いた粉ミルクまたは牛乳を小さじ1杯から加えて増量

MA-mi 5mL ⇒ 10mL ⇒ 15mL ⇒ ⇒ ・・・ ⇒ 使用可能な量全量 MA-mi
↓
E赤ちゃん 5mL ⇒ 10mL ⇒ 15mL ⇒ ・・・ ⇒ 使用可能な量全量 E赤ちゃん
↓
牛乳 5mL ⇒ 10mL ⇒ 15mL ⇒ ⇒ ・・・ ⇒ 使用可能な量全量牛乳

〔カレーの場合〕

①手作りカレーの場合：スープのときと同様の方法で牛乳成分を増量します：米粉の利用も可能

MA-mi 5mL ⇒ 10mL ⇒ 15mL ⇒ ⇒ ・・・ ⇒ 使用可能な量全量 MA-mi
↓
E赤ちゃん 5mL ⇒ 10mL ⇒ 15mL ⇒ ・・・ ⇒ 使用可能な量全量 E赤ちゃん
↓
牛乳 5mL ⇒ 10mL ⇒ 15mL ⇒ ⇒ ・・・ ⇒ 使用可能な量全量牛乳

②市販のカレールーの素を使用する場合：乳成分を含むカレールーの素を乳成分を含まないカレールーの素の代わりに少しずつ置き換えることにより乳成分を増やしていきます

乳成分を含むカレールーの素の増量法（残りは乳成分を含まないカレールーを使用）

乳成分を含むカレールーの占める割合
1/12 ⇒ 1/8 ⇒ 1/6 ⇒ 1/4 ⇒ 1/3 ⇒ 1/2 ⇒ 3/4 ⇒ 全量

3 小麦アレルギー児における小麦の漸増法

　小麦粉の抗原性は水溶性画分と非水溶性画分に存在します．近年，注目されている小麦依存性運動誘発アナフィラキシーは後者によるものとされ，ω-5グリアジンというコンポーネントタンパク質が注目されています．ω-5グリアジン特異的IgE抗体は小麦特異的IgE抗体が高いと陽性になり，前者が低下するにつれて低下しますが，高くても負荷試験陰性例があることは小麦特異的IgE抗体と同様です．容器包装された加工食品中の小麦タンパク質の検出はグリアジンを対象としています．

　一方，実際に小麦製品でアレルギー症状を起こすのはグリアジンなどの非水溶性画分に限ることはなく，むしろ水溶性画分のタンパク質方が臨床的には重要であると考えます．実際にうどん1玉を摂取できるようになっても，フランスパン1口で症状が誘発されるということをし

ばしば経験しています．

　小麦の耐性の獲得のためには，まずグリアジンで代表される非水溶性画分の耐性を図り，その後小麦粉全体を含む食品を開始することにより成功する確率が高まります．

1) うどん：茹でることにより水溶性タンパク質を減らした食品として使用
　　　　　　少量の使用が可能であることと一定のものを使用するために乾麺を利用

　　重症例における摂取の進め方；茹でた乾麺を極少量から開始します

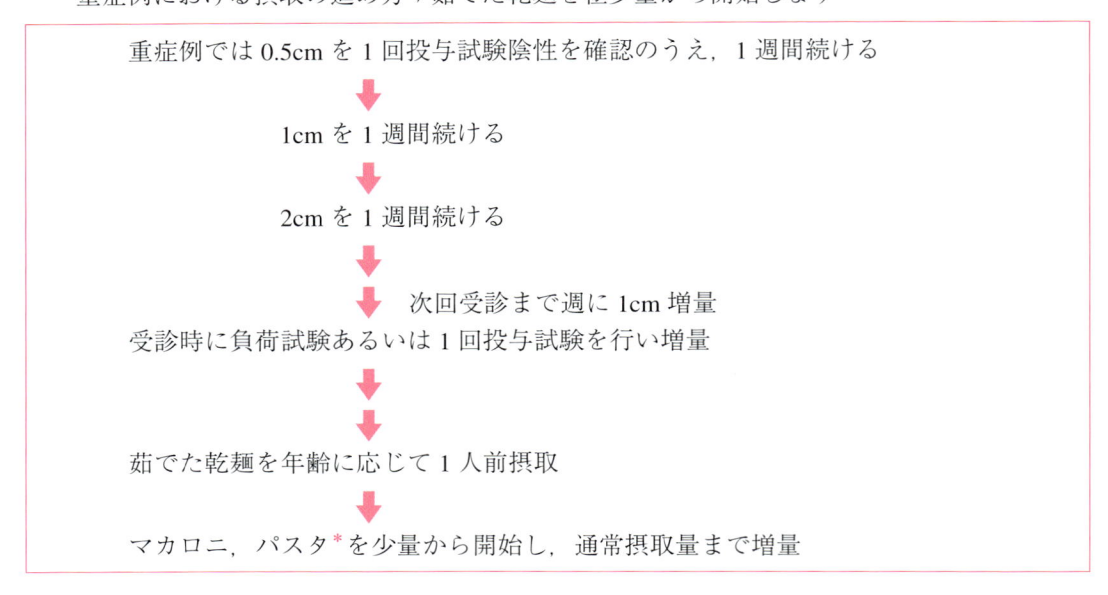

重症例では 0.5cm を 1 回投与試験陰性を確認のうえ，1 週間続ける
↓
1cm を 1 週間続ける
↓
2cm を 1 週間続ける
↓
　　　　次回受診まで週に 1cm 増量
受診時に負荷試験あるいは 1 回投与試験を行い増量
↓
茹でた乾麺を年齢に応じて 1 人前摂取
↓
マカロニ，パスタ* を少量から開始し，通常摂取量まで増量

---

*茹でたものを摂取するため，うどんと同様に水溶性画分が少ない食品

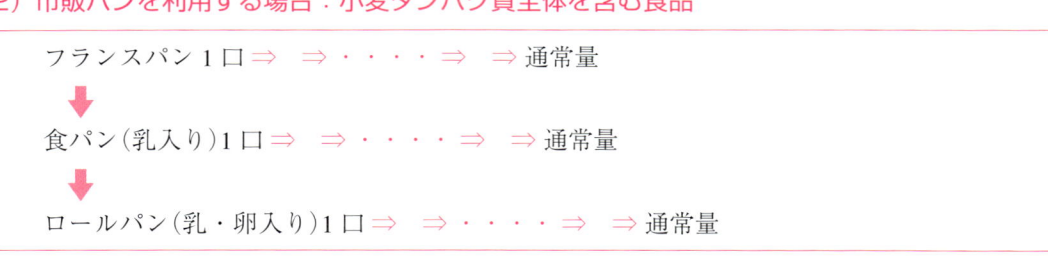

2) 市販パンを利用する場合：小麦タンパク質全体を含む食品

フランスパン 1 口 ⇒　⇒ ・・・ ⇒　⇒ 通常量
↓
食パン（乳入り）1 口 ⇒　⇒ ・・・ ⇒　⇒ 通常量
↓
ロールパン（乳・卵入り）1 口 ⇒　⇒ ・・・ ⇒　⇒ 通常量

3）から揚げ，ムニエルを利用する場合

全量馬鈴薯でんぷん（いわゆる片栗粉）を少量ずつ小麦粉に置き換える

馬鈴薯でんぷん	小麦粉
100%	少量加えてみる
90%	10%
80%	20%
60%	40%
40%	60%
20%	80%
0%	100%

4）米粉ホットケーキや米粉パンを利用する場合

米粉を少量ずつ小麦粉に置き換えていく

米粉	小麦粉
100%	0%
95%	5%
90%	10%
80%	20%
70%	30%
︙	︙
30%	70%
20%	80%
10%	90%
0%	100%

B 園・学校給食における安全性の確保のための献立作成

Point
- 食物アレルギー児への対応において，いかなる場合においても安全性の確保が最優先となります
- 医療機関において個別に受ける食事指導と，園・学校の集団における給食の考え方は異なることをよく理解しましょう
- 卵，牛乳，小麦を少量使用するレシピを減らすことは，ヒューマンエラーの防止に有効です
- 園・学校の給食では集団における対応となるため，ヒューマンエラーの防止のために，1日に用意するアレルギー対応食（除去食）は1種類とすることを原則とします

食物アレルギー児への対応として，家庭の食事においても給食においても，安全性の確保が最優先であることには変わりがありません．

家庭ではお子さんに対して保護者が1対1で対応しますので，これまでに述べてきたように医師の指示のもと，抗原量に基づいて少しずつ「食べる」ことにより耐性を獲得していくことができます．家庭では原材料として用いる食品の量を調整することも，調理条件を変えることにより低アレルゲン化した食品を与えることも可能です．

重症例では口腔内違和感等の軽い症状も含めて症状が出現したときには，摂取抗原量をさらに減らすことにより症状を起こさずに摂取を続けることができます．このように，家庭では医師の指導により，少しでも「食べる」ことにより耐性を図るための個別のプランに基づいて，安全性の確保に留意しながら丁寧に摂取抗原量を漸増していきます．

医師の指導のもとに個別に行う食事の進め方を，原因食物の種類もアレルギー症状を発症する抗原量の閾値も異なる，さまざまな重症度の食物アレルギー児がいる集団に当てはめることはできません．誤食を起こさないためには，医師の個別指導を受けながら家庭で行う「食べる」ことを目指した治療としての食事と，給食におけるアレルゲン除去食の違いを認識することがまず大切です．

1 園・学校の給食におけるアレルギー対応食の考え方

家庭で行う抗原量に基づいて「食べる」ことを目指した治療としての食事と，園・学校給食における除去食の共通点と相違点を表5-3にまとめました．

表 5-3 食事指導に基づく家庭での対応と給食における除去食の考え方の共通点と相違点

	食事指導に基づく家庭での対応	園・学校給食におけるアレルゲン除去食
最優先事項	安全性の確保	安全性の確保
対応の対象	個人	原因食物の種類も重症度も異なる集団
誤食の起こり方	・アレルギー物質の食品表示の理解・確認不足や見落としによるものがもっとも多い ・調理時 ・摂取時	・アレルギー物質の食品表示，成分表の理解・確認不足や見落とし ・調理時の混入 ・誤配膳 ・摂取時の事故（おかずの交換も含む）
アレルゲン除去の考え方と対応の方法	症状を起こさずに抗原量に基づいて「食べる」量を増やしながら耐性の獲得を目指す ・栄養面と QOL の向上への配慮 ・個別に定期的に安全に摂取可能な量を決定して摂取量の漸増を図る ・重症例では調理による低アレルゲン化も活用して，ごく少量の抗原量から摂取開始して漸増し，口腔内違和感より重い症状は起こさないようにする ・保護者の調理能力やその家庭の嗜好を把握しながら個別指導を行う ・食事記録を活用する	ヒューマンエラーによる誤食を回避するための対策 ①給食の献立のたて方の工夫：ヒューマンエラー防止に最も有効 ・卵，牛乳，小麦アレルギーへの対応を基本とする ・卵，牛乳，小麦を使用しない共通レシピを増やす ・普通食の卵，牛乳，小麦は見える形で使用 ②食材の選び方 ・加工食品は卵，牛乳，小麦を使用しないものを選ぶ（特定原材料のアレルギー表示の確認） ・加工食品の摂取の可否がわからないときに，医師に確認することができるよう詳しい原料配合表を保護者に渡す ③調理条件 ・衛生面だけでなく食物アレルギーに配慮した加熱条件の設定が望ましい ・調理条件についての保護者からの問い合わせに対して情報提供．とくに，使用量と調理方法，加熱条件（温度，時間など）について正確な情報を提供 ④除去食 ・除去食は完全除去食を原則とする ・それぞれの園・学校における通常の調理法で安全に 1 食分が摂取可能であることが確認できるまでは除去食とする （給食においては，医師による個別の指導に合わせて細かく対応すると何段階もの除去食が必要になり，ヒューマンエラーの原因となるので避ける） ・園・学校全体として，1 日の除去食は 1 種類のみとして，普通食と除去食の 2 種類の食事を提供する

2 給食献立作成時に配慮すること

(a) ヒューマンエラーが起こることを前提とした献立作成

どんなに気を付けてもヒューマンエラーは必ず起こります．誤食が最も多く起こるのは配膳時です．図5-2に京都市内の保育園を対象に2009年に行った調査結果を示しますが，誤食は特定の食物に起こるのではなく，アレルゲンとして頻度が高い食物ほどよく起こっていました．誤配膳による誤食が最も多く，修学旅行生を対象にした調査でも同様の結果でした．年齢を問わず，誤配膳などヒューマンエラーが誤食の原因と考えられます．「ヒューマンエラーは必ず起こる」ことを前提に対策を立てる必要があります．

(b) 卵，牛乳，小麦への対応を基本とします

家庭においては，乳幼児期と学童期の食物アレルギーの原因として多い，卵，牛乳，小麦の除去は，この3食品を使用しないで調理するレシピがいかに多いかに気付くことにより実行できます．

牛乳・乳製品の除去が必要な場合はカルシウムの代替に主眼を置いてカルシウムの多い食品を取り入れたメニューを増やすことにより，栄養面での問題を起こすことなく除去できます．低年齢児では保育園と家庭における牛乳アレルゲン除去調製粉乳による代替が必要になります．

(c) 代替食は見た目にもわかるようにします

給食では卵料理，牛乳やヨーグルトなどの乳製品そのものと小麦の主食を除去し，代わりの食品で代替します．代替食は見た目にもわかるメニューにすることが誤配膳・誤食の予防に役

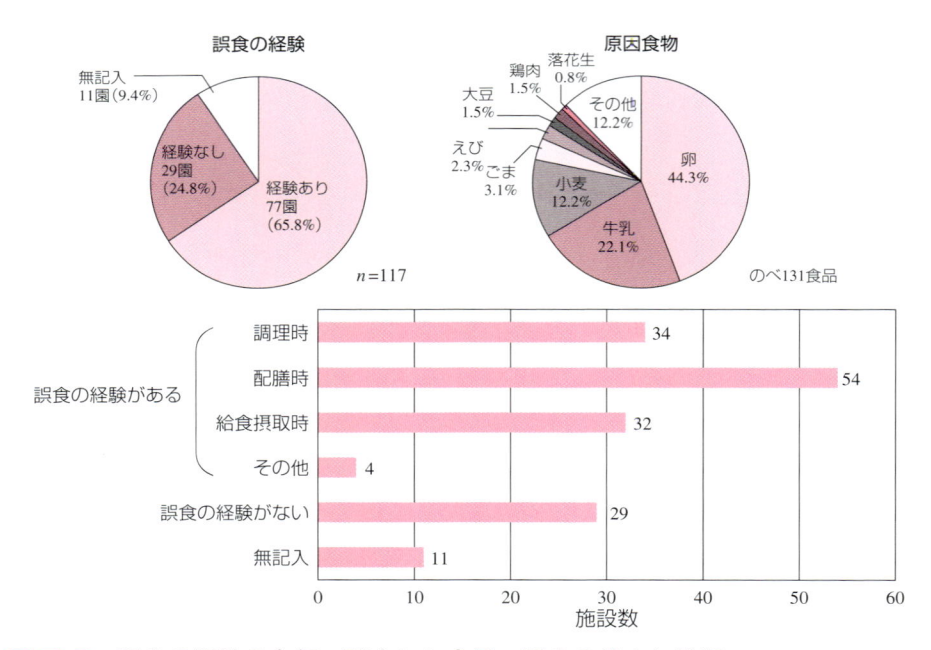

図5-2 誤食の経験の有無，誤食した食品，誤食の起きた状況

立ちます．

　卵料理の代わりに，魚，肉，豆腐料理を取り入れます．魚フライであれば焼き魚か煮魚にしますと配膳時の取り違えを防ぐことが容易になります．

　ハンバーグステーキを例にあげてみましょう．給食では，①全員に卵，牛乳，小麦を使用しないハンバーグステーキを与えるか，②アレルギー児のみ焼肉や豚のしょうが焼きなど別の肉料理にしてハンバーグステーキをメニューからはずします．このように全員がアレルギー対応食を摂取するか，栄養面は充足しながら一見して普通食と区別できるアレルギー対応食にすることが，誤配膳・誤食の予防につながります．

　保育園の給食では①の方法がとられていますが，学校ではなかなか実施が難しいのが現状です．そのため誤配膳・誤食を防ぐためには②の方法をとらざるをえません．学童期になっても除去が必要な子どもは誤食の危険性をよく理解しており，皆と違うメニューであっても安全性が高い給食を食べることを望んでいます．

(d) つなぎや衣に少量使用する卵や小麦は使用しないか他の粉類を用います

　卵，牛乳，小麦は調理過程で少量使用されることが多く，加工食品中にもしばしば使用されています．これらの多くは使用しなくても調理できますが，使用したものと使用しないものを外見から区別することは難しく取り違えの恐れがあります．

　調理の過程や加工食品中に使われる卵，牛乳，小麦は栄養面から使用されているというよりも調理特性を利用しているといってよいでしょう．そのため，全員が卵，牛乳，小麦を使用しないで調理したものを摂取することにより，ヒューマンエラーの起こるリスクを減らすことができます．

　実際に，つなぎや衣の卵は使用しなくても調理できます．多くのレシピでは牛乳を使用しないで水や豆乳を用いてつくることができます．から揚げや竜田揚げには小麦粉ではなく，馬鈴薯でんぷんを用いて調理できます．

(e) 給食で摂取しなくてもよい食材もあります

　園・学校給食の特徴は，1日3食＋おやつのうちの1食（保育園では＋おやつ）にあたり，残りの2食は家庭で摂ります．そのため，一部の食材を給食で使用しない場合には，家庭で摂るようにします．

　実例をあげますと，保育園の給食において卵の開始を1歳半頃にしている園があります．卵料理は家庭で簡単に用意できるので卵アレルギーのない子どもにとっても栄養面で不利益が生じることはありません．給食摂取時の誤食のリスクの高い低年齢児でリスクを減らす方法の1つです．

　幼児や学童になってからも給食では与えなくてもよい食材はたくさんあります．例えばピーナッツ，そば，木の実，キウイフルーツ，桃などは給食で与える必要はありません．アレルギーのないお子さんには家庭で摂取していただけばよいのです．このように割り切って考えることも必要です．

(f) 1日の給食では普通食とアレルギー対応食それぞれ1種類とします

　アレルギー対応食は1つのアレルゲンに関して，除去の程度を何段階にもしないようにすることが誤食のリスクを減らしますが，さらに，1日のアレルギー対応食は1種類にすることを原則とします．

　ハンバーグステーキを例にあげて具体的に説明してみましょう．

　①卵アレルギー児用に，つなぎに卵を用いないが，牛乳，パン粉を使用したハンバーグステーキ

　②牛乳アレルギー児用に，卵とパン粉は入れるが，牛乳は使用しないハンバーグステーキ

　③小麦アレルギー児用に，卵，牛乳を使用するが，パン粉は入れないハンバーグステーキ

　④普通食として，卵も牛乳もパン粉も入れたハンバーグステーキ

　ということになると4通りのハンバーグステーキができ，見かけも変わらず，どこかで取り違いが起こるとわからなくなります．煩雑なばかりか，誤食のリスクが高まります．最もよい方法は，全員が卵，牛乳，パン粉を使用しないハンバーグステーキを食べることです．

　おいしさを重視するのであれば，①アレルギーのない子ども用には卵，牛乳，パン粉を使用した普通のハンバーグステーキを作り，②卵，牛乳，小麦アレルギーのいずれかのアレルギーがある子どもには卵，牛乳，パン粉のいずれも使用しないハンバーグステーキを作るか，より安全性の高い方法としては一見して違いがわかるように別の肉料理にします．

　付け合せや副菜，主食は卵，牛乳，小麦を使用しない共通レシピとします．こうすれば，主菜を普通食とアレルギー対応食の2種類のみとすればよく，誤配膳・誤食のリスクを減らすことができます．

3　調理時の注意

(a) 原材料の確認

　容器包装された加工食品を使用する場合には，特定原材料のアレルギー表示をしっかりと確認しましょう．アレルギー物質のタンパク質濃度により表示義務の有無を決めています．そのため，表示濃度以下であっても，1食分摂取した場合には症状を誘発することがあります．また容器包装されていない食品については，納入業者から詳細な原料配合表を取り寄せて確認します．原材料は予告なく変更されることがありますので，毎回確認する必要があります．加工食品の種類を減らして確認作業を単純化することが必要です．

　給食の場合には計画的に購入することができますので，特殊なアレルギー用食品の使用は必要がないでしょう．

(b) 調理施設・器具

　アレルギー食専用の調理スペースを設けることが理想ですが，難しい場合には調理場の一角を専用スペースとします．専用調理器具を備えることが難しい場合には，水洗いの可能な調理器具はきちんと洗剤で洗い，丁寧に手洗いですすぐことにより共用できます．小さな調理器具はアレルギー児専用として目印をつけておくと，食物アレルギー児の給食を作っているという

注意喚起になります．

　オーブンなど水洗いのできない調理器具の代わりには，フライパンなど洗えるもので調理します．

(c) アレルギー対応食を区別するための工夫と，園・学校の実情に応じた取り組み

　調理した料理はすべて蓋をして専用スペースへ運び盛り付けをします．トレーは普通食のトレーとは違う色にします．

　アレルギー対応食用の食器は，運ぶ途中の飛散による混入を防ぐため蓋付きとし，普通の食器と色や模様を変えて誰が見てもアレルギー対応食が入っていることがわかるようにします．

　普通食とアレルギー対応食の区別をしっかりとすることが，誤配膳・誤食の予防に必要です．実際の配膳方法などは園・学校の規模や実情に応じて，安全性の確保を第一として，園・学校全体で取り組み，全教職員が同じ認識を持つことがヒューマンエラーによる誤食防止には不可欠です．

索引

和文索引

あ

アトピー性皮膚炎　5
　　食物アレルギーの関与する―　9, 69
アトピー素因　3
アナフィラキシー　5, 10, 16
　　―の起こり方　17
アナフィラキシーショック　17
アレルギー反応　3
アレルギー表示　21, 36
　　鶏卵の―　24
　　小麦の―　28
　　乳の―　27
アレルギー用ミルク　15
アレルゲン　3, 12
　　牛乳の―　14
　　小麦の―　15
　　卵の―　14
安全に食べる　92

い

閾値　113
イムノキャップ®法　41

う

牛血清アルブミン　42
うまみ　48

え

栄養指導　38
栄養面
　　牛乳の―　25
　　鶏卵の―　24
　　小麦の―　27
エピペン®　16
　　―の使用のタイミング　18
　　―の適応　19

お

オボトランスフェリン　73
オボムコイド　13, 39, 73, 93

か

化学伝達物質　13
架橋　7, 12
加工食品　21, 49
加水分解　15, 81
加水分解乳　25
　　―の使い方　122
カゼイン　14, 26, 40, 74, 78, 101
家庭料理　34, 37
加熱・調理による抗原性の変化　24, 26
加熱調理　14, 39, 74
カルシウム　25, 65
カルニチン　35
　　―欠乏症　25
感作　3, 11

き

木の実　31
給食　128
牛乳アレルギー　15
牛乳の増やし方　125
局所免疫　7
魚類　29

く

グリアジン　15, 36, 79
　　―の性質　106
グルタミン酸ナトリウム　42

グルテニン　106
グルテン　28, 36, 106

け

経母乳負荷試験　83
原因抗原診断手順　83
原因食物　24

こ

抗アレルギー薬　16
甲殻類　29
口腔アレルギー症候群　12, 39
口腔内違和感　16, 95
抗原　3
抗原コンポーネントタンパク質　79, 91, 92, 114
抗原診断　21
抗原性　74
抗原タンパク質量　4
抗原特異的IgE抗体　3
抗原量
　　牛乳の―　101
　　小麦の―　106
　　卵の―　93
　　―に基づいた食事療法　72
　　―の減らし方　72
喉頭浮腫　17
抗ヒスタミン薬　16, 113
呼吸器症状　17
誤食　129
粉ミルク　5
小麦アレルギー　15
小麦粉の増やし方　108
米　29
混合栄養　66

さ・し

魚アレルギー　29, 41
湿疹　16
授乳中の母親の食事　69
旬の食材　50, 133

消化管アレルギー　10
消化器症状　16
醸造　81
除去試験　69, 83
除去食　9
　　―の適応　20
除去食品　11
食事指導
　　外来における―　117
　　牛乳アレルギー児の―　104
食事の進め方　112
食事療法　24, 82
　　乳幼児期の―　35
食品除去　9
　　必要最小限の―　45
食物アレルギー
　　―と間違えやすい反応　2
　　―の原因　10
　　―の症状　15
　　―の治療管理　20
　　―の定義　2
食物依存性運動誘発アナフィラキシー　7
食物経口負荷試験　82
食物日誌　16
食物不耐症　2
人工栄養　66
じんま疹　16

す・せ・そ

スキンケア　9
生活習慣病　42
ゼラチンアレルギー　11
漸増法　94
　　牛乳抗原―　121
　　牛乳タンパク質摂取量の―　102
　　小麦タンパク質摂取量の―　107, 125
　　―実施時の注意点　98
　　卵抗原量の―　96
　　つなぎの卵の―　117
即時型反応　4, 10, 70

―による症状と対応　18
そば　30

た

大豆　28
　　　―アレルギー　8
耐性　7
　　　―の獲得　115
代替食　129
代替表示　22
代替方法　64
多価不飽和脂肪酸　29, 43
出汁　42
　　　―の取り方　46

ち

遅発型反応　4
中華料理症候群　43
中心温度　76
調製粉乳　15, 25, 35
　　　―の与え方　65
調味料　45
　　　―の使い方　47, 58
調理　13
調理温度　76
調理特性　64
　　牛乳の―　26
　　鶏卵の―　24
　　小麦の―　28

て・と

低アレルゲン化　14
　　家庭料理における―　39
特定加工食品　22
　　乳の―　27
特定原材料　21
　　―を使用しないレシピ　34
取り分け料理　52, 59

に

肉類　30
乳児湿疹　9
乳製品の増やし方　103
乳糖　27

は・ひ

発酵　15
バリア機能，皮膚の―　12
ピーナッツ　31
　　―アレルギー　12
ビオチン　35
　　―欠乏症　25
ヒスタミン　13
　　―中毒　29
非即時型食物アレルギー　17
ビタミンD　68
必須脂肪酸　43
非特異的吸収　6, 8
皮膚・粘膜症状　16
皮膚テスト　4
ヒューマンエラー　129

ふ

フォローアップミルク　66
不穏状態　17
負荷試験　66
　　牛乳―　89
　　経母乳―　68
　　鶏卵―　90
　　原因抗原の診断における―　84
　　摂取可能量の確認のための―　87
　　耐性獲得の診断のための―　86
負荷食品　88
副材料　79, 94
副腎皮質ステロイド　113
不溶化　14, 78, 103
分泌型IgA　7

へ・ほ

ペプチドミルク　25
母乳　5, 62
母乳栄養　66

ま・め

マスト細胞　13
免疫学的検査　83
免疫グロブリン　7
免疫反応　3

ら

ラテックス・フルーツ症候群　12
卵黄の分離　94
卵殻カルシウム　25
卵白アルブミン　13, 39, 73, 93
卵白タンパク質の増量方法　93

り

リゾチーム　14, 73
離乳食　48, 56, 84
　栄養面に配慮した—　62
　食物アレルギーにも配慮した—　56
　—の進め方　59, 63

　—の目標　58

れ

レシチン　25
レシピ
　旬の食材を活用した—　50
　卵，牛乳，小麦を使わない—　37, 46
　卵抗原漸増法と—　116
レシピ（献立例）
　うどん　126
　海老の天ぷら醤油いため　121
　から揚げ・フライ　120
　から揚げ・ムニエル　126
　クッキー類　124
　米粉ホットケーキ・米粉パン　127
　市販パン　126
　食パン　123
　チンジャオロース　121
　つみれ団子　119
　煮込みハンバーグ　118
　ピーマンの肉詰め　119
　ホットケーキ　123
　ロールキャベツ　118

欧文索引

IgE依存性反応　5
IgEレセプター　12

n-6/n-3　29, 43
β-ラクトグロブリン　8, 14, 26, 40, 74, 78, 101

- JCOPY 〈㈳出版者著作権管理機構 委託出版物〉
本書の無断複写は著作権法上での例外を除き禁じられています．複写される場合は，そのつど事前に，㈳出版者著作権管理機構（電話 03-3513-6969，FAX03-3513-6979，e-mail：info@jcopy.or.jp）の許諾を得てください．
- 本書を無断で複製（複写・スキャン・デジタルデータ化を含みます）する行為は，著作権法上での限られた例外（「私的使用のための複製」など）を除き禁じられています．大学・病院・企業などにおいて内部的に業務上使用する目的で上記行為を行うことも，私的使用には該当せず違法です．また，私的使用のためであっても，代行業者等の第三者に依頼して上記行為を行うことは違法です．

抗原量に基づいて「食べること」を目指す
食物アレルギー児のための食事と治療用レシピ

ISBN978-4-7878-2050-1

2014年11月12日　初版第1刷発行
2016年8月5日　初版第2刷発行

執　　　筆	伊藤節子（いとうせつこ）
発 行 者	藤実彰一
発 行 所	株式会社　診断と治療社
	〒100-0014　東京都千代田区永田町2-14-2　山王グランドビル4階
	TEL：03-3580-2750（編集）　03-3580-2770（営業）
	FAX：03-3580-2776
	E-mail：hen@shindan.co.jp（編集）
	eigyobu@shindan.co.jp（営業）
	URL：http://www.shindan.co.jp/
装　　　幀	株式会社　ジェイアイ
印刷・製本	株式会社　加藤文明社

©Setsuko ITO, 2014. Printed in Japan.　　　　　　　　　　　　　　　　　　　　　　　　［検印省略］
乱丁・落丁の場合はお取り替えいたします．